改变世界的药物

药物 Medicines that Change the World

江程 主编

化学工业出版社

·北京·

内容简介

《改变世界的药物》选取人类历史上具有里程碑意义或者重大影响的30余个经典药物，以故事的形式，通俗易懂地介绍各个药物"诞生"的历程，以期将复杂的科学知识以非专业人士易于理解的形式呈现。为提高读者的阅读吸引力，全书图文并茂，趣味性、可读性强，特别是文中加入一些漫画插图，诙谐幽默地展示科学知识；此外，文中也突出了中国科学家在药物发现史上的杰出贡献。通过阅读本书，读者在感受各种药物为人类带来福祉的同时，认识到药学研究工作对人类文明的巨大贡献，也将引导青少年立志投身崇高的医药卫生事业，为人类的健康事业做出贡献。

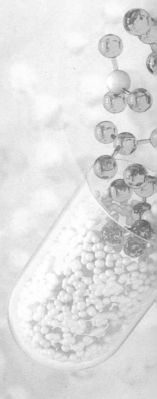

图书在版编目（CIP）数据

改变世界的药物/江程主编. —北京：化学工业出版社，2023.12（2024.10重印）

ISBN 978-7-122-44138-6

Ⅰ.①改… Ⅱ.①江… Ⅲ.①药物-介绍 Ⅳ.①R97

中国国家版本馆CIP数据核字（2023）第171652号

责任编辑：褚红喜　　　　　文字编辑：李　平
责任校对：宋　夏　　　　　装帧设计：关　飞

出版发行：化学工业出版社
　　　　　（北京市东城区青年湖南街13号　邮政编码100011）
印　　装：北京宝隆世纪印刷有限公司
710mm×1000mm　1/16　印张13¼　字数184千字
2024年10月北京第1版第2次印刷

购书咨询：010-64518888　　　售后服务：010-64518899
网　　址：http://www.cip.com.cn
凡购买本书，如有缺损质量问题，本社销售中心负责调换。

定　　价：59.80元
版权所有　违者必究

关于主编
GUANYU ZHUBIAN

　　江程，中国药科大学教授，博士生导师。现任中华医学会医学教育分会青年委员，江苏省高等学校医药教育研究会理事，江苏省药物研究与开发协会会员，江苏省药品注册现场核查专家。2013—2014年在美国密歇根大学癌症研究中心访学。担任中国医药科技出版社《药学综合实验与指导》主编，高等教育出版社高校"十四五"医学规划新形态教材《药物化学》副主编，人民卫生出版社《药物化学》（第9版）编委，高等教育出版社《药物设计学》（第4版）编委，国家重点出版工程多媒体《中华医学百科全书》药物化学卷编委。

　　江程教授从事药学教育近20年，担任"药物化学""创新药物研发实践"等课程的主讲教师，研究工作主要为创新药物的研究与开发，主持多项国家级和省部级研究课题，发表论文50余篇，授权国家发明专利5件。

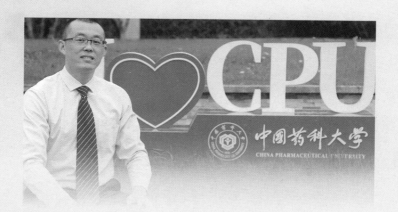

《改变世界的药物》编写组

主　编　江程

副主编　孙恬

其他编写人员（以姓氏笔画为序）

方洪树　王子烨　王润梅

韦晨辰　尹琪　冯语盈

许仁昊　武博雅　倪彗彤

谢文君

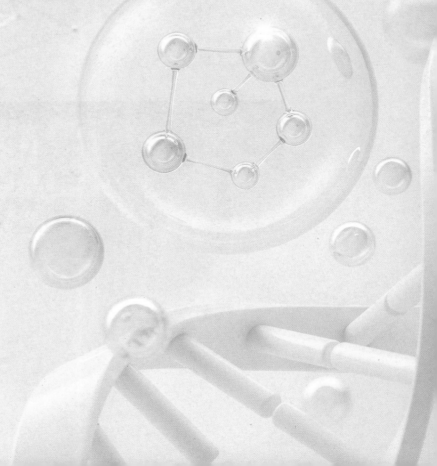

前言
QIANYAN

　　人类的历史，可以说是人类与疾病不断斗争的历史。药物，作为人类对抗疾病的重要"武器"，在人类发展历史中发挥着重要的作用。在漫漫历史长河中，人类一直在寻找和完善这一"武器"，为人类的健康保驾护航。

　　在一些古代传说或者故事中，不乏寻找药物的例子，如"神农尝百草，一日而遇七十毒"等。在古代，药物往往来源于动植物甚至是矿物本身。这一阶段的药物发现，可以说是非常原始的。而正是这样一些早期的工作，为现代药学的发展提供了灵感，也成了人类文明的瑰宝。一些典籍也流传至今，如公元前1550年到公元前1292年间古埃及的《埃伯斯纸莎草书》（Ebers' Papyrus），又如公元1世纪前后我国的第一部药物学著作《神农本草经》等。

　　到了19世纪初，药物发现进入到新阶段。这阶段的药物发现，主要是从自然界分离纯化化合物单体，与之前比较原始的药物发现相比，有了质的飞跃。人类凭借运气或经验，在浩如烟海的自然界中逐一寻觅能够与疾病对抗的药物的踪影。这一阶段，多种天然产物的有效单体，如吗啡、可卡因等被提取出来，青霉素也从青霉菌的代谢物中被分离出来。工业革命后，现代制药业的摇篮——染料行业不断发展，这为合成药物的大发展提供了基础，阿司匹林、磺胺等一大批化学合成药物诞生。

　　20世纪中后期，随着生命科学的迅速发展，人们对生理病理的认识逐渐深入，遵循科学原则的药物发现和研发手段迅速确立起来，人们开始采用合理药物设计的手段发现新药。这阶段涌现出了大批药物，如抗高血压药卡托普利、氯沙坦，降血脂药洛伐他汀，以及抗炎药布洛芬等。很多药物至今仍在临床广泛使用。

　　20世纪末至今，在基因组学、蛋白质组学、高通量筛选等新技术的支持下，针对疾病发生机制的创新药物研究开始发展起来。特别是进入21世纪以来，随着人类基因组计划的完成，人类对疾病的认识更加深入，许多之前无药可治的疾病，例如癌症，可以有相应的药物进行治疗，甚至治愈。

本书通过梳理人类历史上具有里程碑意义或者重大影响的30余个经典药物，力求以故事的形式，通俗易懂地讲述各个药物的"诞生"历程。此举旨在让非专业人士和青少年读者不仅能看懂药学科普，更能喜欢上药学科普，了解到药学为人类文明带来的巨大贡献。

阅罢此书，读者将了解到牛痘的诞生是如何消弭了横行亚欧大陆数百年的天花；源自于柳树皮的阿司匹林究竟有何神奇之处；胰岛素的出现为什么能让1型糖尿病这一当时的不治之症进入了慢性病管理阶段；首个抗生素青霉素是如何问世并扭转第二次世界大战战局的；中国首位科学类诺贝尔奖获得者屠呦呦教授是如何发现青蒿素这一神奇药物的……

通过这些药物发现的故事，读者将与几百年内的科学家们近距离接触，感知他们所在的时代，体悟每个药物成功背后所付出的艰辛汗水。正是无数的药学家们前赴后继，心揣梦想，心怀天下，不介路远，不惧去路，用坚持和努力之钻奋力凿开罅隙，才使得我们今日能乐享健康生活。

医药行业是造福于民、惠泽百姓的崇高事业。在国家大健康战略背景下，后疫情时代的医药工业发展需要大量有志于投身医药事业的人才。不吝微芒，造炬成阳。唯愿本书能成为点点星光，启迪读者们以科学家的精神荡涤心灵，以科学家的精神勇攀高峰，以科学家的精神逐梦未来，怀昭昭之志，择心之所向，担时代之梁，投身于祖国医药事业的浩瀚星河！

本书的出版得益于化学工业出版社及中国药科大学的大力支持。中国药科大学2018级本科生冯语盈、倪彗彤以及2019级本科生许仁昊、方洪树、武博雅、王子烨、韦晨辰参与了编写工作，2019级本科生王润梅、2020级本科生尹琪和2021级本科生谢文君参与了插图绘制工作。囿于知识能力水平，不足之处在所难免。衷心期望能得到有关专家和同仁的批评指正。

编　者
2023年5月

目录

MULU

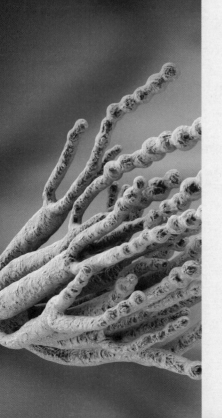

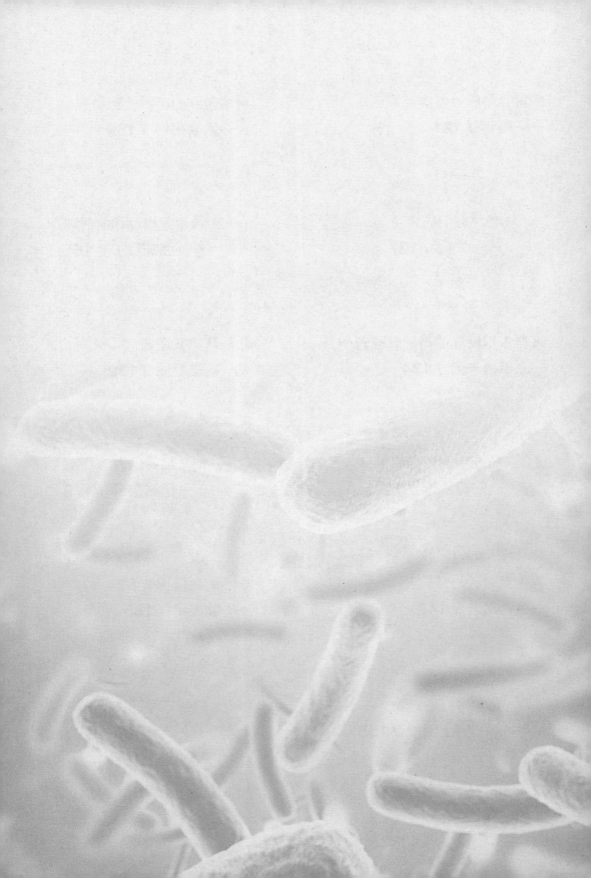

来自柳树皮的"百年神药"
——阿司匹林

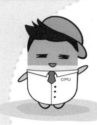

导语

　　阿司匹林，是人类对天然产物进行改造和优化的一个成功案例。它的化学结构非常简单。在临床使用百余年间，它不仅没被淘汰，反而被发现了更多的治疗用途，堪称"百年神药"。

阿司匹林

早在公元前，人类就已经认识到柳树的药用价值并有所记载。古苏美尔人将柳树叶可用于治疗关节炎这一发现记载于泥板上。古埃及最古老的医学书籍《埃伯斯纸莎草书》（Ebers' Papyrus）中，也记载了人类使用柳树皮来治疗风湿痛的历史。公元前400年，被称为"医学之父"的古希腊医师希波克拉底给妇女服用柳叶煎茶（一说是让产妇咀嚼柳树皮）来减轻分娩的痛苦。1758年，一位英国教士斯通（Edward Stone）将柳树皮晒干并磨成粉，用于治疗疟疾的发热、肌痛、头痛等症状。

我国在很早之前也发现了柳树的药用价值。现存最早的中药学著作《神农本草经》中就有"柳之根、皮、枝、叶均可入药，有祛痰明目，清热解毒，利尿防风之效，外敷可治牙痛"这样的记载。明代药学大家李时珍在他的巨著《本草纲目》中也有关于柳树治病的记载，"柳叶煎之，可疗心腹内血、止痛，治疥疮；柳枝和根皮，煮酒，漱齿痛，煎服制黄疸白浊；柳絮止血，治湿痹、四肢挛急"。

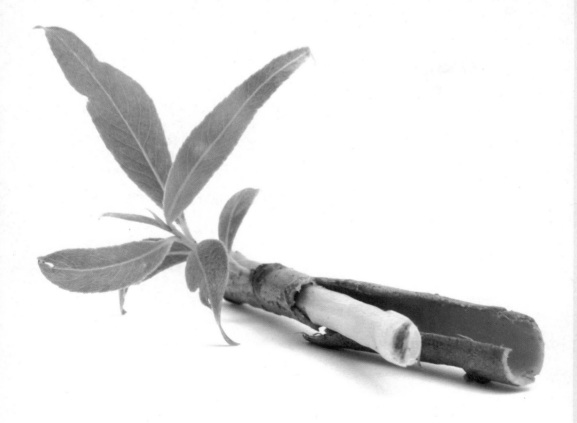

揭开柳树皮的"神秘面纱"

人们使用柳树皮治病已有两千多年，却一直不知道柳树皮里究竟是什么物质产生了这样神奇的功效。直到1828年，法国药学家勒鲁（Henri Leroux）和意大利化学家皮里亚（Raffaele Piria）从柳树皮里分离提纯出一种叫作"水杨苷"的活性成分，才解开这个千年之谜。1838年，皮里亚在此基础上进一步获得了一种更强效的化合物，并命名为水杨酸。水杨酸发现后，被用于解热镇痛和治疗关节炎以及痛风等疾病。德国化学家科尔贝（Herman Kolbe）用化学方法实现了水杨酸的合成，由此，水杨酸得以大量生产。化学合成的水杨酸被广泛应用于市场，也使得大量柳树避免了被惨遭剥皮的"噩运"。虽然水杨酸一上市就因其强效的解热镇痛作用而备受欢迎，但由于其酸性过强，味道刺鼻难以下咽，对消化道的刺激太大，许多患者甚至认为用它治疗带来的副作用比病症本身更难忍受。

从水杨酸到阿司匹林

1890年，德国染料制造商拜耳成立了一个制药部门，这是拜耳逐步将工作重心从染料行业转到医药生产的重要时刻。该部门的成立，推动了一批原创药物的发展。

1897年，拜耳公司的化学家菲利克斯·霍夫曼（Felix Hoffmann）以水杨酸为原料，对水杨酸的结构进行了一些改造，通过合成的方式得到了乙酰水杨酸，也就是后来的阿司匹林。据说，他的父亲患有严重的关节炎，需要长期服

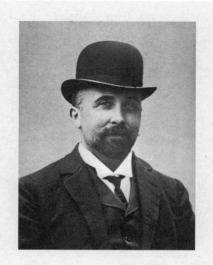

菲利克斯·霍夫曼（Felix Hoffmann）

用水杨酸。霍夫曼经常听他父亲抱怨，水杨酸的确是有用，但是刺激性实在太大了。与水杨酸相比，乙酰水杨酸对胃肠道的刺激性大大降低，并且还保持了很好的解热镇痛作用。1899年3月6日，阿司匹林的发明专利申请获批。同年，德国拜耳药厂正式生产这种药品并销售，商品名为Aspirin，即阿司匹林。

阿司匹林的发明人

　　广为流传的一段小故事是霍夫曼为了给父亲减轻水杨酸带来的肠胃不适而苦心研究，最终合成了阿司匹林。然而，事实真的如此吗？

　　这里要提到另一个人——知名的化学家亚瑟·艾兴格林（Arthur Eichengrün）。他是霍夫曼当时的上司。霍夫曼的确合成了阿司匹林，但他采用的是艾兴格林提出的技术路线，并且是在艾兴格林的指导下才完成的。20世纪30年代，德国正处在纳粹统治时期，他们根本不愿意承认阿司匹林是由艾兴格林这位犹太人发明的，因此便将阿司匹林的发明权归给了霍夫曼。当时艾兴格林早已离开拜耳，并在柏林建立了自己的工厂，他关注到此事并提出了质疑。此后纳粹统治者为了控制舆论发酵，将艾兴格林关进了集中营，直到第二次世界大战结束，艾兴格林才从集中营获释。

　　1949年，艾兴格林在 *Pharmazie* 期刊上撰文，声称他才是阿司匹林的主要发明人。文中提及，1897年，艾兴格林决定开发一种不会引起胃刺激、恶心或耳鸣的水杨酸盐。他把这个任务分配给了霍夫曼，但并未告知霍夫曼研究工作的真正目的。在接到这项任务后，霍夫曼开始着手提取水

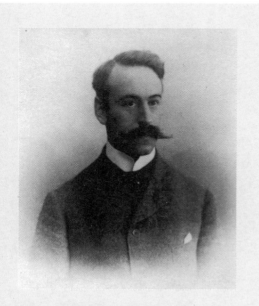

亚瑟·艾兴格林（Arthur Eichengrün）

杨酸，并合成得到了乙酰水杨酸。此外，艾兴格林还声称他曾在自己身上测试过阿司匹林，并没有出现任何不良反应。他向拜耳在柏林的代表戈德曼（Felix Goldmann）博士提供了药品，戈德曼招募了几家诊所对其进行评估，取得了令人欢欣鼓舞的效果。文章发表后不久，艾兴格林就去世了。直到21世纪初，英国医学家、史学家斯尼德（Walter Snyder）查阅了拜耳公司实验室的所有档案，阿司匹林的主要发明人是艾兴格林的这一历史真相才得以还原。

"并不完美"的阿司匹林

阿司匹林诞生之后迅速风靡全球，成为畅销的解热镇痛药物。尽管通过结构改造，阿司匹林对胃肠道的刺激比水杨酸要小，但是仍然存在胃肠道刺激。长期大剂量使用阿司匹林可能会引起上腹不适、消化不良、胃痛、恶心和呕吐，甚至可能会引起胃溃疡和出血等。1971年，英国药理学教授范恩（John Robert Vane）证实了阿司匹林的作用机制是通过抑制环氧合酶（COX）来阻止体内生成引起炎症和疼痛的前列腺素。范恩教授也因为在前列腺素方面的研究而获得了1982年诺贝尔生理学或医学奖。

环氧合酶有两种形式：COX-1和COX-2。其中COX-1是正常的酶（"好的"酶），它催化生成的前列腺素具有保护消化道黏膜的作用；而COX-2是诱导酶（"坏的"酶），由COX-2催化产生的前列腺素会导致炎症、疼痛、发热等症状，是重要的药物靶标。阿司匹林对COX-1和COX-2都会产生较强的抑制作用，没有选择性，所以它会带来对消化道的副作用。

"多才多艺"的阿司匹林

随着对阿司匹林的不断深入研究，阿司匹林的其他功效也逐渐显现。科学家们发现临床上长期服用阿司匹林的患者极少出现冠状动脉阻塞和冠状动脉供血不足的症状，继而发现阿司匹林具有阻止血小板聚集，防止血栓形成的作用。

阿司匹林能够抑制血小板聚集和血栓生成，这与前列环素（PGI_2）和血栓烷（TXA_2）的生成有关。PGI_2能够舒张血管、抑制血小板聚集；而TXA_2能够促进血管收缩和血小板聚集，是血栓形成的"罪魁祸首"。正常状态下，PGI_2和TXA_2相互抗衡制约，维持血管正常功能。但对于一些冠状动脉阻塞和冠状动脉供血不足的患者而言，他们体内的TXA_2产量占了上风，阿司匹林可以减少TXA_2的生成而同时保持PGI_2的正常产生，这导致血管舒张并抑制了血小板聚集，从而可以对抗TXA_2引起的血栓形成。阿司匹林能抑制血小板聚集从而预防血栓的这一生理功能，开辟了预防和治疗心脏病、血栓疾病药物的新天地。除此之外，阿司匹林还在不断地被发现有许多新的用途，其适应证也在不断地扩大。

结语

从柳树皮到水杨酸再到阿司匹林，人类对自然的馈赠进行了研究和改进，创造了阿司匹林这个"百年神药"。随着科技的进步，人们对阿司匹林的临床价值的认识也更加深入，也许这个药物还有更多的临床价值有待发现。

抗流感利器
——奥司他韦

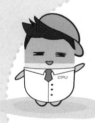

导语

　　流行性感冒（简称流感）是由流感病毒引起的急性呼吸道传染病，传染性强，且有时症状严重，曾在历史上造成巨大灾难。在人类与流感病毒斗争的几百年间，出现了不少抗流感的药物。截至目前，最著名的莫过于奥司他韦。

感冒中的"杀手"——流感

感冒是一种常见的人类疾病。一般来说，我们把感冒分为两类：一类是普通感冒，一类是流行性感冒。普通感冒是一种呼吸道常见病，由多种细菌或者病毒引起。我们有时候说的"着凉了"，就是一种普通感冒。理论上来说，普通感冒可以在任何季节发生，只是冬、春季节发生的可能性更高一些。多数普通感冒是散发的，并不会引起流行。普通感冒的治疗方式也很简单，除药物治疗外，通常还包括"多喝热水""好好休息"等。

然而，流感就不是这么容易招架住了。流感来势汹汹，是由流感病毒引起的急性呼吸道传染病，病情比较重且传染性非常强，易暴发传播。近百年来曾多次发生世界大流行。

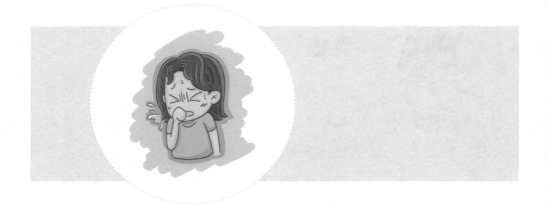

16世纪以来，有记载的全球性大流感至少有30次。其中发生在1918—1919年的西班牙大流感危害最大。西班牙大流感曾肆虐全球，据统计数千万甚至上亿人因此丧生，而当时的世界总人口也不过17亿左右。事后调查研究表明，西班牙大流感并不源自西班牙，零号病人也并不出现在西班牙。而"西班牙大流感"这个词的来源是因为当时正处于第一次世界大战期间，所有的欧洲参战国都实行了新闻管制，不允许报道流感大流行这样的新闻。西班牙作为中立国，较多地报道了流感疫情。于是，给人造成了一种"西班牙流感很严重"的错觉。一些强势媒体确定了"西班牙大流感"这个名字，并且这个名字甚至流传得比流感本身还快。西班牙大流感造成的死亡人数比第一次世界大战的死亡人数还要多。

引起流感的元凶——流感病毒

流感病毒是引起流感的罪魁祸首，人流感病毒分为甲（A）、乙（B）、丙（C）三型。其中甲型流感病毒感染比较常见，容易引起大流行，且病情较重；乙型和丙型引起流行和散发，病情相对较轻。甲型流感病毒表面有两种糖蛋白——血凝素和神经氨酸酶，分别简称为H和N。我们所说的H5N1、H1N1，其中的H和N就是指的它们。血凝素能引起凝血，故而得名。血凝素能协助病毒与人体细胞相互融合，在病毒导入人体细胞的过程中扮演了重要角色，帮助病毒"入侵"人体。而神经氨酸酶则是起到"剪刀"的作用，当病毒在人体细胞生长成熟后，由神经氨酸酶"剪断"病毒与人体细胞的联系，释放出新生的病毒，接着传播下一个目标。因此，神经氨酸酶也成了流感治疗药物的一个作用靶标。针对此酶，药学家们研制出了大名鼎鼎的抗流感病毒药物奥司他韦。

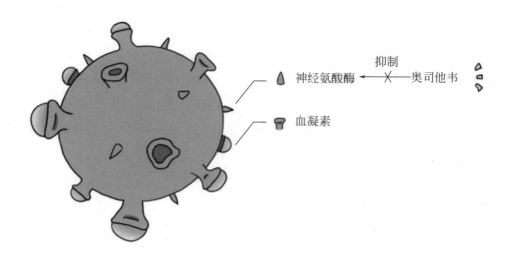

口服有效的抗流感病毒药物
——奥司他韦

由于神经氨酸酶对于流感病毒的传播周期具有重大意义，科学家们开始探索通过抑制神经氨酸酶的方式来阻断病毒传播。

最先成功的药物是由澳大利亚蒙纳士大学和Biota公司研制、葛兰素公司开发上市的扎那米韦。扎那米韦的口服吸收效果很差，即使采用滴鼻剂的方式吸入给药，气管和肺部的吸收率也仅能达到15%。同时，由于疗效的不确定性，直到1999年，美国食品药品管理局（FDA）才批准其上市。上市之后，扎那米韦也没有得到广泛认可。相比于扎那米韦，同年上市的另一个药物——奥司他韦的"命运"则大不相同。

奥司他韦的发现可以追溯到1992年。那一年的10月，在洛杉矶召开了抗微生物制剂和化疗跨学科会议（ICAAC）。当时，刚入职吉利德（Gilead）公司的奥地利科学家诺波特·比朔夫贝格尔（Norbert Bischofberger）也参加了会议。会议结束后，比朔夫贝格尔去壁报区寻找灵感。一般来说，会议的壁报展示会涉及一些尚未公开发表的研究结果。恰巧，当时澳大利亚Biota生物科技公司介绍了一个可以抑制流感病毒在小鼠体内复制的化合物，代号GG167，这其实就是后来的扎那米韦。GG167靶标明确，可以有效抑制病毒的繁殖，缺点是口服吸收差，只能做成粉末吸入服用。"考虑到流感病人已然备受呼吸困难的折磨，我们决定做口服而不是吸入性药物。"比朔夫贝格尔决定另辟蹊径，将GG167改造成可经由口服吸收的药物。

他请求吉利德公司成立了以自己为组长的研发小组，开启了长期的抗流感病毒药物研发工作。经过了反复失败以及多学科的综合研究，到了1995年底，比朔夫贝格尔小组终于得到了初步符合要求的化合物GS4071，但是GS4071的吸收效果仍然不佳。

于是，比朔夫贝格尔采用了药学研究中常用的"套路"——前药设计，也就是稍加改造GS4071的结构，得到另一化合物GS4104，使得药物的口服吸收率大大提升。GS4104进入人体后，会再转化成GS4071产生药效，这一来一回就有效地解决了口服吸收率低这一难题。GS4104在小鼠、大鼠、猴和雪貂身上均取得了预期的效果。接下来，就是进行临床试验了。由于临床试验耗时长、投入经费较多，无力承担几亿元临床试验费用的吉利德公司只得将药物使用权转让给了罗氏制药公司，并授权罗氏进行临床试验、生产药物上市。

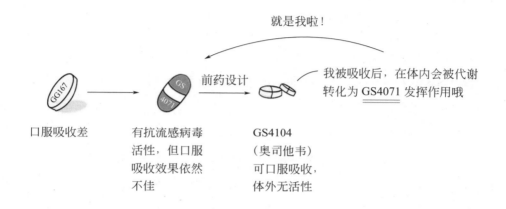

就是我啦！

口服吸收差

有抗流感病毒活性，但口服吸收效果依然不佳

前药设计

我被吸收后，在体内会被代谢转化为 GS4071 发挥作用哦

GS4104
（奥司他韦）
可口服吸收，
体外无活性

1999年，在扎那米韦上市的数月后，罗氏制药公司以"达菲（Tamiflu）"这个商品名，推出了奥司他韦。

奥司他韦的化学结构式

奥司他韦的诞生，使预防和治疗流感成为可能。奥司他韦被证实对成人和儿童（一岁或以上儿童）有效。该药物现已在全球约80个国家上市。根据罗氏公司网站公布的信息，在起病后24小时内服用奥司他韦的患者，病程会缩短30%～40%，病情会减轻25%。作为预防用药，奥司他韦对流感病毒暴露者的保护率为80%～90%。每当流感病毒兴风作浪，大面积暴发时，如2003年

SARS和2005年的H5N1禽流感，奥司他韦都会被用作一线药品，成为抗击流感病毒的"重要武器"。

从餐桌走向药房的调味料——八角

罗氏制药公司在临床试验之初，就遇到了一个棘手的问题：吉利德公司的研发以奎宁酸为生产原料，而奎宁酸的供应并不稳定。经苦苦寻觅，罗氏制药公司的科学家们找到了奎宁酸的替代物莽草酸。莽草酸广泛存在于八角、银杏、云杉、松树和枞树等植物中。就此，批量生产的困境解决了。

八角是中国人餐桌上常见的一种古老的烹饪香料，也是提取莽草酸的重要来源。罗氏制药公司以我国广西、四川、云南和贵州四个省份为八角生产基地。这些地区海拔高，气候温和湿润，八角茴香纯度高，产量大。

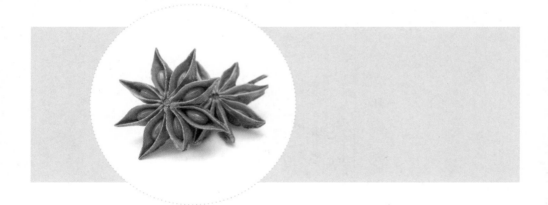

然而，八角的产量易受天气影响。2005年，奥司他韦就因八角产量低而遭遇了一药难求的现象。此外，八角从种植到应用大约需要6年时间，提取和纯化的成本很高。

在此背景下，药学家们正试图利用合理设计的大肠埃希菌菌株，或通过 3-磷酸莽草酸酯的去磷酸化来制备莽草酸。

结语

　　自然界中存在的病毒有很多，奥司他韦对于没有神经氨酸酶，或对于神经氨酸酶作用依赖不强的绝大多数病毒是无效的。奥司他韦对甲型流感效果显著，对乙型流感作用不如甲型流感。其专攻流感病毒，对于其他绝大多数普通感冒，作用也实在有限，对细菌引起的普通感冒根本无能为力。

　　从2003年的SARS到H5N1禽流感，再到近些年的新型冠状病毒感染，每一次病毒疫情的暴发，都给世界人民、世界经济造成了巨大损失。药物研发之路荆棘丛生，但病毒的变异速度却似乎越来越快。我们期待未来能有更多安全有效的广谱抗病毒药物诞生，为人类抵御病毒的伤害增添更加有效的"武器"。

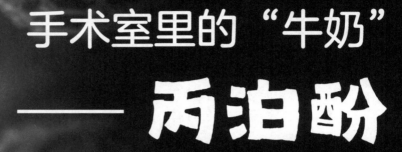

手术室里的"牛奶"
——丙泊酚

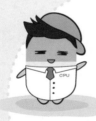

导语

　　在手术室中，医生会称一种药物为"牛奶"。手术室要牛奶做什么？这里的"牛奶"真的是我们平日所喝的那种牛奶吗？让我们了解一下在手术室里被外科医生们称作"牛奶"的药物吧。

丙泊酚

刻骨之痛

你可能听说过关羽刮骨疗毒的故事。传说三国时的蜀汉名将关羽曾被箭射入右臂，名医华佗为他剖开手臂上的皮肉，刮去了骨头上的毒物。当时虽然有一种被称为"麻沸散"的麻醉药，但是关羽拒绝使用，让华佗直接治疗，其痛苦可想而知。关羽可不是一般人，他在手术过程中疼得汗如雨下，但直至手术完成都一声未吭。

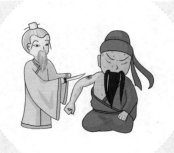

在漫长的五千年中华历史里，名垂青史的杏林名家不胜枚举，但华佗之后很少有人敢做这样的"外科手术"。究其原因，还是因为当时的医疗条件有限，既无法做到绝对安全的消毒，也缺乏有效、安全的麻醉药来减轻患者在手术中所受到的痛苦。

同样地，在19世纪中叶以前，西方的外科手术也是在没有麻醉药的情况下进行的。在那个时候，当医生们要进行外科手术时，也会采取一些措施以保证患者能够配合。一种方法是尽可能地加快手术速度以缩短手术时间。例如在截肢手术中，医生会将患者捆绑在手术台上，之后迅速地截断病肢。但不论动作如何快速，患者仍然会感觉到痛苦，哀嚎声不绝于耳。除此之外，医生们也做出了一些尝试，希望能减轻患者的疼痛。有的用冰水提前浸泡将要手术的部位，使之冷冻，或是用很大的力气按压患处，使之麻木；有的让患者饮酒至大醉，以酒精来麻痹痛觉；更有甚者会击打患者的头部，使患者昏迷再进行手术。这些办法或许能减缓手术中的疼痛，但都各有缺点——冰水和按压会给伤处带来进一步感染的风险；患者醉酒的程度难以把控，过量的酒精会损伤大脑和脏器；击打头部或许会造成患者颅脑损伤，甚至昏迷不醒……无论哪一种方法，都是弊大于利。可以说，在没有麻醉药的年代里，除了外伤本身的痛苦，患者在接受外科疗法时，更是会承受刻骨钻心之痛。

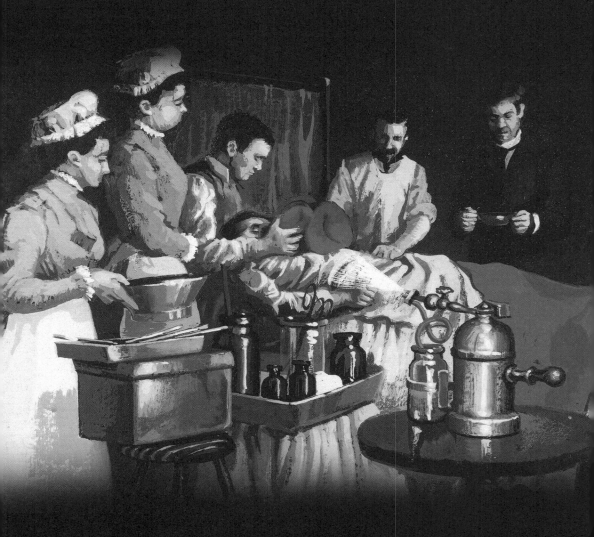

牙医与麻醉剂

改变世界的药物

百年求索

　　麻醉药出现之前，患者们普遍会因为疼痛而害怕、抗拒接受外科手术。这样的局面一度制约了现代外科学的发展。医生们也迫切地希望，无痛外科手术能够成为现实。这样的境况，促使了一代又一代的药学家和医生们不断地寻找一种可以使得患者无法感受到手术痛苦的药物。

　　18世纪中后期，轰轰烈烈的工业革命带来了生产力的巨大发展，也给世界带来了翻天覆地的变化。化学工业的迅猛发展为麻醉药的发现提供了有利的条件。当时，许多化学家对各种气体的化学性能开展了一系列的研究工作。英国化学家普利斯特列（Joseph Priestley）在18世纪70年代初就发现并掌握了制备一氧化氮的方法。一氧化氮便是后来人们熟知的"笑气"，因其吸入后会让人兴奋、狂笑、欣喜异常而得名。美国牙医韦尔斯（Horace Wells）是第一个将一氧化氮应用于牙科临床的人。他让患者吸入一氧化氮以达到麻醉的效果，从而能在无痛的状态下为患者拔下牙齿。

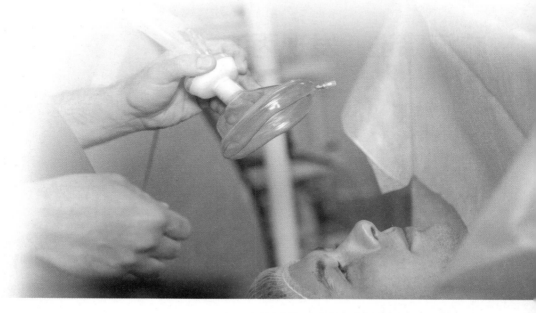

麻醉师在手术前为患者戴上吸入式麻醉面罩

除了笑气之外，乙醚也作为吸入麻醉药被用于临床。然而，乙醚具有易燃易爆的缺点，危险性较大，而且对患者呼吸道具有较大的刺激性。后来，医学界采用含有卤素取代的低级烷烃作为麻醉剂。这些卤素取代的低级烷烃不易燃，安全性相对提高了，但是会对肝脏造成影响。受制于这些气体麻醉药的气体特性及当时的医疗水平，医生们难以精准控制每次的麻醉药用量。用量少了，达不到麻醉的效果，患者依然会感觉到疼痛；用量多了，则会使患者缺氧，甚至晕厥。同时，在给药的时候，医护人员也不可避免地会吸入部分气体麻醉药，这对长期临床工作的医护人员而言是不安全的。因此，对于外科临床麻醉而言，吸入麻醉药显然还不是最优选择。

在此之后，静脉麻醉药应运而生。虽然早在17世纪就已经有医生尝试过以静脉给药的方式对患者进行麻醉，但历史上第一个真正意义上的静脉全身麻醉药，则是20世纪初开始发展起来的巴比妥类药物。其中有一种叫"硫喷妥钠"的麻醉药，起效快，麻醉效果最令人满意。它的发明也被誉为是现代麻醉进入新纪元的标志。但是，硫喷妥钠容易引起呼吸抑制以及咽喉痉挛等一些其他的问题。因此，科学家们仍然继续埋头寻找更加安全有效的麻醉药。

广泛筛选，发现丙泊酚

无数的药学家和化学家们都在为寻找一种安全有效且使用方便的麻醉药而努力，英国的一位兽医格伦（Jonh B. Glen）也是其中之一。

格伦自幼在自家农场长大，从小与成群的奶牛和绵羊朝夕相处的他本来想当一个农民。迫于谋生的压力，他在经过慎重的考虑之后，还是选择了进入格拉斯哥大学学习。1968年，格伦取得了兽医麻醉学学位，成为当时英国第一个获得该学位的人。毕业后的他留在母校任教，常常在课堂上向学生们演示如何对动物进行麻醉。

由于当时麻醉技术仍不成熟，在经过几代吸入麻醉药和静脉麻醉药的迭代之后，人们还是希望能够寻找一种更好的麻醉药物，英国帝国化学工业集团

（Imperial Chemical Industries）也因此组建起一个寻找新型麻醉药的实验室。1973年，格伦凭借着自己丰富的动物实验经验，加入了这个实验室。

格伦带领团队成员们，对实验室研发的各种化合物进行检验和筛选，前后共测试了多达5000种化合物。他和同事们在小鼠、兔子、猪和猴子等哺乳动物身上进行试验，最终发现，有一种叫"丙泊酚"的化合物，不仅能快速地使动物进入麻醉状态，而且相对于当时最好的麻醉药硫喷妥钠而言，动物的苏醒速度明显会更快。他们检验动物恢复情况的一个重要指标就是定向能力。使用了硫喷妥钠的小鼠需要1小时才能清醒、平稳地在小木棒上停留20秒钟，或从木棒的一端走向另一端；但同等情况下，被注射丙泊酚的小鼠只需要3分钟就能通过试验。这个发现，无疑让格伦的团队看见了丙泊酚的前景。

丙泊酚的化学结构式

解决制剂问题，丙泊酚登上麻醉药舞台

格伦团队希望丙泊酚能代替硫喷妥钠，成为新一代的静脉麻醉药，这就不得不面临一个关键性的问题——如何让丙泊酚进入大脑，使其能完全发挥出药效。

静脉麻醉的原理是将药物注射入人体静脉，通过血液循环使药物进入大脑皮层，从而使中枢神经系统处于抑制状态，以此起到全身麻醉的效果。为了让药物能够作用于大脑，此类药物就必须具备有一定的脂溶性，但脂溶性的药物又难以与水基溶剂混合成溶液。于是，如何将脂溶性的药物做成注射液，就成了格伦团队需要解决的问题。

起初，由于之前已经有麻醉药使用聚氧乙烯蓖麻油作为溶剂的先例，格伦团队用聚氧乙烯蓖麻油作为丙泊酚的溶剂开展临床试验。不出所料，受试的一千多名患者中，仍然出现了程度不一的不良反应，轻者只是疼痛，重者甚至会全身过敏。出于用药安全考虑，研究团队不得不放弃这一溶剂。

在这之后，格伦团队又在实验动物身上尝试了多种其他溶剂，但效果都不理想。此时，一个更为现实的问题也摆在他们面前：由于药物迟迟无法上市，实验室的管理层开始对研究团队施加压力。在艰难的条件下，丙泊酚的研究项目一度面临中止。最终，在实验室人员投票时，丙泊酚研发项目以五票支持、四票反对的微弱优势被保住了。

时隔多年后，当格伦回忆起当时的情形时，他仍感慨万千："我清楚地记得我坐在桌子边的哪个位置。是啊……在19B15会议室，我坐在桌子的右侧，主管坐在这边。这个画面会一直伴随着我。"

好在，格伦和他的同事们终于等来了曙光。在药物进行临床试验时，乳化技术飞速发展。瑞典科学家怀特林德（Arvid Wretlind）发明了一种脂肪乳剂，能够包裹脂溶性的物质并将其分散到水中形成乳液。这就有点像我们经常喝的牛奶，一颗颗微小的乳滴分散在水中。格伦和他的同事们借助这种脂肪乳剂，解决了丙泊酚注射剂的制备难题。1986年，丙泊酚终于在英国上市。格伦和他的同事们长达13年的努力，终于得到了回报。

丙泊酚造福人类

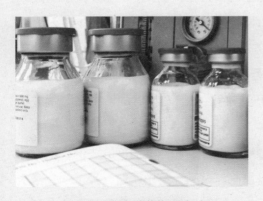

麻醉机上的麻醉药物丙泊酚

丙泊酚是一种新型、快速、短效的静脉麻醉药，具有麻醉诱导起效快，苏醒迅速、功能恢复完善等优点。自问世之后，丙泊酚被普遍用于手术麻醉。它没有其他麻醉药所带来的肌肉不自主运动、咳嗽、呃逆等副作用，术后恶心呕吐发生率低，持续输注后也不会积蓄于体内，因而被广泛应用于临床，是目前最为理想的静脉注射全身麻醉药。因为其乳白色的外观，麻醉科医生常将它称为"牛奶"。

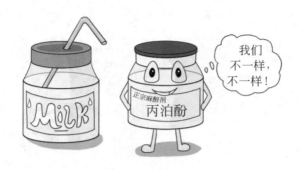

自丙泊酚问世至今，再也没有出现其他任何一种性能更为优越的新麻醉药，也没有任何一种麻醉药能超越它的地位。丙泊酚堪称划时代的"麻醉神药"。2016年，世界卫生组织将丙泊酚认定为"基本药物"。如今，已有超过两亿患者在麻醉手术中受益于丙泊酚。格伦本人也在2018年9月被授予号称诺贝尔奖风向标之称的拉斯克奖。

结语

正如格伦本人所说："你需要坚韧。寻找药物会是一件很孤独的事情，就像在一大片石头地上开出第一道犁沟。你在工作的过程中可能会感到孤独无望，但是如果你种下了足够的种子，也许就能得到一片丰收。"科研成果永远不可能是朝夕之间唾手可得、一蹴而就的。除需要强有力的专业知识外，还要有坚韧不拔地守候、沉着冷静的工作态度，才能取得最终的成功。

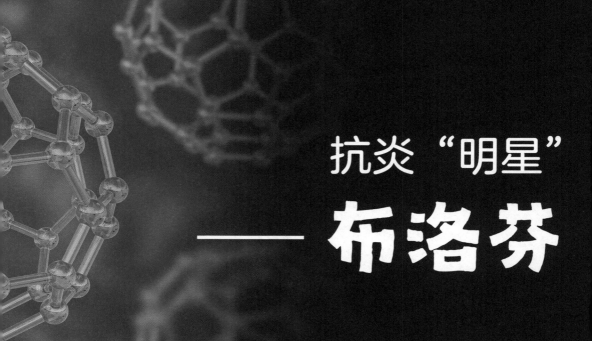

抗炎"明星"
——布洛芬

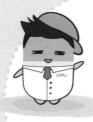

导语

　　布洛芬（ibuprofen）是目前全球最为畅销的抗炎止痛药之一，被世界卫生组织列入了基本药物标准清单，和对乙酰氨基酚一起被认为是当今解热镇痛界并驾齐驱的两驾马车。与对乙酰氨基酚不同的是，除解热镇痛以外，布洛芬还具有非常强的抗炎能力，可用于治疗多种关节炎等。那么，这样一个集解热镇痛抗炎等诸多"能力"于一身的药物究竟是怎么问世的呢？

布洛芬

新型抗炎药的临床需求

20世纪50年代，用于治疗类风湿性关节炎的标准药物是阿司匹林和可的松。这两种药物均可有效缓解患者疼痛，增强患者的活动能力。然而，它们都存在着一定的弊端。阿司匹林会引起胃痛、肠胃出血，严重时甚至会导致胃溃疡。可的松则属于类固醇激素，虽然见效快、疗效好，但长期给药也会引起严重副作用。

1952年，英国博姿纯药有限责任公司（Boots Pure Drug Company）在新任研究部门主任霍布戴（Gordon Hobday）的带领下，进行了大刀阔斧的重组，并将研发重点逐步转移到风湿病等疾病上。在此期间，博姿公司研发类风湿性关节炎药物的重任就落在了斯图尔特·亚当斯（Stewart Adams）的肩上。

布洛芬之父的漫漫求学路

1923年，亚当斯出生于英格兰北安普敦郡。他16岁时便辍学来到博姿公司工作，在一家零售药房当学徒。三年的药剂师学徒经历，使得原本对未来十分迷茫的亚当斯似乎一下子找到了自己发展的方向，点燃了他对药学的浓厚兴趣。由于深感自己的知识储备不足，亚当斯决意重返校园、继续学业。在博姿公司的资助下，他赴诺丁汉大学攻读药学学士学位。1945年，亚当斯本科毕业。当时第二次世界大战终告尾声，青霉素发现者刚刚斩获诺贝尔奖，发展势头正劲。

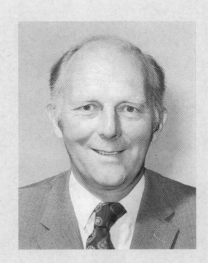

斯图尔特·亚当斯
（Stewart Adams）

亚当斯被安排到了博姿公司位于诺丁汉的青霉素工厂工作。不久，亚当斯发觉，自己的知识储备量依然不足，无法支撑自己从事药物研发工作。他又一次选择了步入象牙塔给自己"充电"——进入利兹大学攻读药理学博士。

1952年，获得博士学位，学成归来的亚当斯又回到了博姿公司。而这一次，他被分配到的任务是寻找治疗类风湿性关节炎的新药物。

简陋条件下的开创性工作

当时，除了博姿公司，仅有默克和帕克·戴维等公司的部分团队在研发类风湿性关节炎药物。博姿公司的研发起点并不高。因条件有限，亚当斯所在的研发部门被安置在位于诺丁汉郊区的一栋老建筑中。自第二次世界大战开始，该研发部门就从诺丁汉市中心迁址于此，这主要就是为了防止在战争中被轰炸。在这栋维多利亚式建筑里，房子的前厅就是亚当斯的实验室，而储藏室则被他的技术人员当作了办公室。在回忆这段经历时，亚当斯说道"虽然条件不尽如人意，但那段时间无疑是布洛芬研究项目最重要的六年"。

在如此简陋的科研条件下，亚当斯以阿司匹林为起点，寻找一种抗炎效力强于阿司匹林、毒性小于保泰松的"超级阿司匹林（super aspirin）"。亚当斯、科林·伯罗斯（Colin Burrows）和约翰·尼科尔森（John Nicholson）博士在前人的科研基础上改良了紫外线红斑测定法，以此方法来测定药物的抗炎活性。

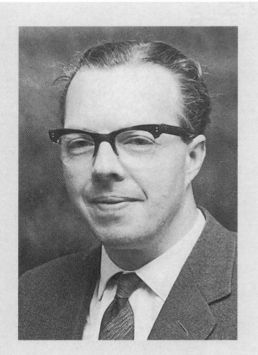

约翰·尼科尔森（John Nicholson）

山重水复疑无路

随后，研究团队合成了600余种化合物，并对这些药物进行了药效的筛选。1958年，他们最终确定了抗炎能力两倍于阿司匹林的BTS 7268和抗炎能力是阿司匹林的6～10倍的BTS 8402进行临床试验。但是，最终试验结果表明BTS 8402对类风湿性关节炎患者毫无效力。研究一度陷入了困境。

随后，研究团队又合成了一批化学结构改造后的化合物，经活性筛选后，被命名为BTS 10335和BTS 10499的化合物被证实可有效治疗类风湿性关节炎。但是，这两种化合物副作用比较大，都会引起皮疹。而另一种被寄予厚望的候选化合物BTS 11654（异丁芬酸，ibufenac），虽在临床试验中被证实有抗类风湿性关节炎活性，也不会产生皮疹，却在一些长期使用它的英国患者中产生了显著的肝毒性。

布洛芬问世

几年的研究再度走进了死胡同，但是亚当斯团队仍未放弃，他们决定将注意力重新聚焦在之前放弃的苯丙酸上。

1961年一天夜里，亚当斯与朋友外出饮酒，放松身心。第二天，他感到头痛难耐，而他又被安排在当天第一个作演讲汇报。情急之下，他服用了团队新研发的600毫克化合物对异丁苯丙酸。令人惊讶的是，宿醉的头疼症状竟大为缓解。亚当斯激动地意识到，一种新型止痛药即将问世。

1962年，博姿公司申请了对异丁苯丙酸的专利。1965年10月，异丁苯丙酸进入临床试验。在对12名患者进行双盲试验后，该化合物被证明有较好的抗炎能力，被选中进入更为广泛的临床试验。4年后，博姿公司以Brufen品牌在英国市场上推出了抗风湿处方药布洛芬。

后来，布洛芬还被证实可以有效治疗轻、中度疼痛，如牙痛和痛经。1980

年，全世界平均每天有250万名患者服用布洛芬治疗。1983年，布洛芬成为继对乙酰氨基酚、阿司匹林后，首个被英国引入市场的非处方止痛药。次年，布洛芬在美国也成为非处方药。这是布洛芬的辉煌时刻，代表着它的安全性和可靠性得到了广泛的认可。而在当时，全球处方药转变为非处方药的情况极为罕见。

布洛芬的化学结构式

现在，布洛芬仍广受全球患者的追捧。据博姿公司的数据，2015年该公司平均2.92秒就会在英国地区售出一包布洛芬，该药在英国的销售额超过1.5亿英镑。

结语

在研发布洛芬的过程中，亚当斯团队累计对1500余种化合物进行了试验，有4项最终进入临床试验的化合物被证实无效。经过长达15年艰苦卓绝的努力，无数次药物合成和动物模型实验后，才最终获得了成功。

到今天，布洛芬已经被研制成片剂、胶囊剂、注射剂、颗粒剂、凝胶剂等多种剂型，以满足患者们对于缓解不同类型疼痛的需求。布洛芬为数以亿计的患者缓解了疼痛，改善了患者们的生活质量。现有研究还表明，布洛芬或许还可以降低阿尔茨海默病的发病概率，降低结肠癌、乳腺癌的危险性，在科研与临床应用中都具有可观的前景。

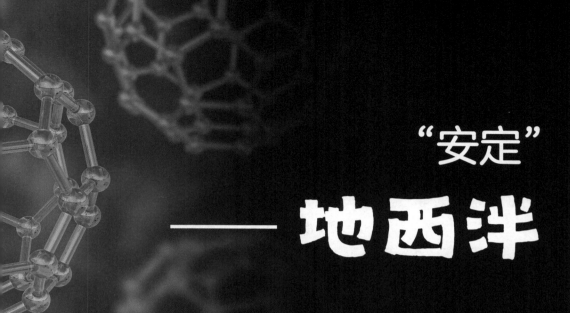

"安定"
——地西泮

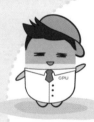

导语

　　说到地西泮这个名字，你可能有些许陌生。但如若提到它的另一个名字——安定，你一定很熟悉。安定，顾名思义，有安神定心之效。地西泮（安定）是一种镇静催眠药，可用于焦虑症、失眠症的短期治疗，缓解焦虑型失眠症的紧张状态，起到安眠作用；也可以用于控制、缓解肌肉痉挛，辅助治疗某些惊厥或癫痫症状。它是历史上第一个年销售额超过10亿美元的"重磅炸弹级"药物，在药物发现史上具有举足轻重的地位。

焦虑无处不在

　　我们都曾经历过焦虑。考试前，我们可能会因害怕出错或失败而寝食不安。上台演讲前一夜我们甚至还会紧张到辗转反侧，难以入睡。这些都是我们所经历过的日常焦虑。适当的焦虑会促使我们做好准备，迎接挑战。然而，频繁过度的焦虑则会给人们的身心造成巨大伤害。焦虑症就是一种严重的焦虑形式，干扰人们的日常生活。患有焦虑症的人时常被持续又极端的焦虑感所折磨，为深深的恐惧或担忧所吞噬，沉浸于焦虑而无法自拔，这时候可能需要遵医嘱采用相应的药物进行治疗。

　　根据2019年世界卫生组织发布的第十一版《国际疾病分类》（ICD-11）可知，焦虑症有多种类型。其中，我们所熟知的社交恐惧症，属于"社交焦虑障碍"。而有的人害怕乘坐飞机，有的人一到医院甚至看到白大褂就会产生恐惧，这就属于"广场恐惧症"，又称"场所恐惧症"，是指在某种特定场景下的恐惧。

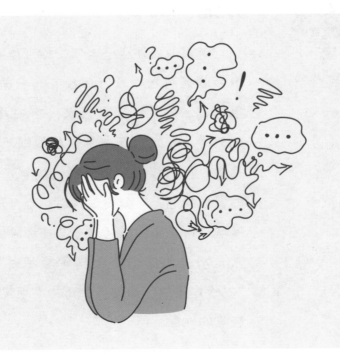

历史上的抗焦虑药物

"何以解忧？唯有杜康。"古时，人们认为酒可以让人心情放松，缓解忧愁。诗仙李白在《将进酒》中有云："呼儿将出换美酒，与尔同销万古愁"。但是借酒消愁愁更愁，酒醒时分，忧愁又会再次涌上心头。

19世纪70年代，溴化物被当作镇静剂广泛应用。溴化物可使患者镇静和昏昏欲睡。但如想达到即刻致眠的效果，只能加大剂量。这种剂量往往接近中毒量，稍有不慎，便会导致患者死亡。且溴化物半衰期长达12天左右，需经肾脏排泄，若长期连续服用，可出现蓄积中毒。后续研发的主要功能为催眠的镇静剂水合氯醛或巴比妥类药物，镇静催眠作用较强，但副作用较大。

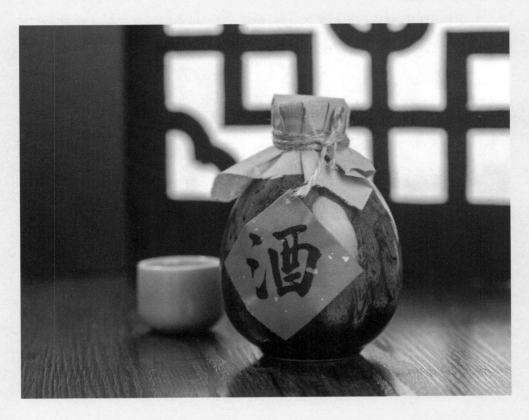

从信心满满到陷入绝境

20世纪50年代，随着神经科学和精神病学的快速发展，许多药企开始关注神经精神类药物。1952年氯丙嗪的出现，为精神分裂症提供了有效的治疗方法，开启了精神药理学"革命"，激励广大制药公司寻求治疗精神疾病的新药。1955年，甲丙氨酯作为抗焦虑药物被推向市场，商品名"眠尔通"，又将这一革命推向了新的发展阶段。甲丙氨酯（眠尔通）和吩噻嗪类药物的成瘾性都较低，但吩噻嗪类药物副作用太多，甲丙氨酯的药效又太弱。因此，市场非常需要一种强效且副作用低的镇静催眠和抗焦虑药物。自此，全球药企嗅到了精神类药物的巨大商机，纷纷投身于此类药物的研发。

当时，关于镇静药物领域研究的药理学和病理学资料寥寥无几，人们只能通过经验主义来筛选镇静剂和抗焦虑药物。此刻，摆在药物学家们面前的路只有两条：一是通过稍加修饰甲丙氨酯的化学结构，以一种稳妥的方式来开发药物；二则是踏足新的领域，努力去合成一种具有全新结构的化合物。

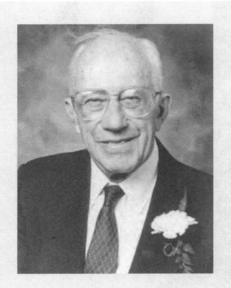

里奥·斯特恩巴赫
（Leo Sternbach）

罗氏公司的里奥·斯特恩巴赫（Leo Sternbach）博士选择了后者。1954年，担任罗氏制药公司药物化学部主任的斯特恩巴赫带领团队开始了镇静药的研究与开发工作。他所在的研究团队开始研究高度成瘾的巴比妥类药物的潜在替代品。斯特恩巴赫团队以他在博士后助理期间研究的一类化合物为起始点，合成了一系列的化合物并进行药效研究。但是5年过去了，项目始终没有取得突破性进展，罗氏制药公司的高层决定暂时将工作重心转移至别的项目，斯特恩巴赫的团队被迫解散并被安排专注于其他项目。

他的实验室陷入了他所说的"绝望的境地"——"实验室长凳上堆满了盘子、烧瓶和烧杯——这些容器中都装有各类样品和母液。工作区域几乎被缩小到零。"

峰回路转，"安定"问世

在清理实验室时，他们收拾出两瓶之前合成，但是没有送去做药效试验的化合物。斯特恩巴赫抱着死马当作活马医的心态，将这两瓶化合物送去进行药效测试。不久，反馈回来一系列令人振奋的消息：其中的一个编号为"Ro-50690"的化合物有镇静、抗焦虑、松弛肌肉的作用，比市场上现有的药物效果都要好，于是罗氏制药公司决定对其做进一步的深入研究。斯特恩巴赫对这个化合物的结构进行重新确证后发现，这个化合物的化学结构在长时间放置后发生了变化，形成了一种新的结构，这种新的结构被称为"苯二氮䓬"。随后，斯特恩巴赫团队对Ro-50690进行了一定的结构改造，形成了活性更强、副作用更小的化合物氯氮䓬。氯氮䓬可显著缓解患者的紧张和焦虑情绪，且不会造成意识模糊或智力障碍。1959年，2000名内科医师用它治疗了2万名患者，效果显著。1960年2月，美国食品药品管理局（FDA）批准了新药以"利眠宁"（Librium，拉丁语意为"获得自由"）作为商品名在市场上销售，用于治疗焦虑、失眠、肌肉痉挛和酗酒症状。在罗氏制药公司发布的利眠宁广告中，该药物在狮子、老虎、豹子身上均有显著的效果，品牌形象深入人心。

接下来的三年，斯特恩巴赫带领团队以这种新结构为基础进行进一步优化，从中获得了"地西泮"（diazepam）——它的镇静效力要比利眠宁强5～10倍，而且不像原来那么苦，因此更容易被接受。1963年12月，地西泮以"安定"（Valium，拉丁语意为"健康"）的商品名开始在市场上销售，它是药物史上第一个年销售额超过10亿美元的"重磅炸弹级"的药物，也是抗焦虑药物活性评价的"金标准"。

地西泮的化学结构式

地西泮出现后，氟西泮、硝西泮、氟硝西泮、氯硝西泮也相继出现。这些"西泮"类药物，都是以地西泮为基础发明而来的。20世纪70年代中后期，苯二氮䓬类药物在所有处方药中大放异彩。

结语

里奥·斯特恩巴赫拥有241项专利，他的科研成果帮助罗氏制药公司跃升为全球制药业巨头之一。2004年《华尔街日报》称，40年内，斯特恩巴赫开发的12种药物为罗氏制药公司带来了约100亿美元的收入。他的发明所带来的利润占罗氏制药公司年销售额的40%。而他从地西泮这个"金矿"中，仅获得了1美元的专利费。虽然他并没有因为自己的科研而变得富甲一方，但他依旧生活得怡然自足。他将化学视为一种生活的激情。正如他自己所说："重要的是你能热爱你所从事的工作。我总能做自己想做的事。我发明了一些重要的药物，帮助了很多人。我过着美好的生活。"

"扑热息痛"良药
——对乙酰氨基酚

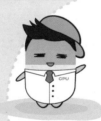

导语

　　翻开家中的小药箱，总能在常备药的盒子上找到对乙酰氨基酚的踪影。对乙酰氨基酚，可谓是家中必备的常用药品之一。对乙酰氨基酚还曾经用过另外一个名字——扑热息痛，这个名字是从它的英文名"paracetamol"音译而来的，同时也刚好非常巧妙地揭示了其在解热镇痛方面的特效。百年来，它一直是成人和儿童发热和疼痛的一线用药，堪称世界上应用最广泛的"明星药物"之一，甚至与大名鼎鼎的阿司匹林不分伯仲。同许多药物一样，它的发现历程也是跌宕起伏的。

阴差阳错的收获

在中世纪，退热剂主要来源于两块神奇的树皮——柳树皮和金鸡纳树皮。从柳树皮中可提取一种名为水杨酸的化学物质，水杨酸可用于制备阿司匹林；而从金鸡纳树皮中可提取获得奎宁。19世纪80年代，金鸡纳树日益稀缺，人们开始寻找奎宁的替代品。受第二次工业革命的影响，医药行业的研究人员也热衷于研究从煤焦油中提取可能作为药物的成分。

1886年，法国斯特拉斯堡大学的库斯摩尔（Adolf Kussmaul）教授带领着他的两个年轻助手卡恩（Arnold Cahn）和赫普（Paul Hepp）研究萘等煤焦油产品在治疗肠道蠕虫疾病中的潜在作用。一天，用于实验的试剂瓶空空如也，两个助手随即在当地的药房配制了新一批"萘"。当这一批"萘"被用于治疗一位发热的蠕虫病患者时，出人意料的一幕出现了：患者的蠕虫病并未有改观，但其发热症状却有了显著的改善。因此，当时他们认为"萘"似乎具有令人惊讶的解热作用，这在之前从未被报道过。

当他们欣喜地准备把"萘"作为治疗发热的特效药时，他们注意到瓶子里的白色物质似乎没有任何气味。可是萘应该具有强烈的樟脑丸气味。这就很令人费解了。赫普怀疑试剂瓶可能贴错了标签，于是将试剂瓶寄给了他的一位在当地染料厂工作的表弟来进行进一步分析。果不其然，这个化合物根本不是萘，而是乙酰苯胺，一种结晶外观几乎与萘完全相同的固体。卡恩和赫普在期刊上发表了他们的发现，将这次发现归因于"一次幸运的事故"。他们还在兔子和狗身上测试了乙酰苯胺，均观察到乙酰苯胺具有可靠的退热作用，虽然作用时间不长。后来，他们又在24名患者中尝试使用乙酰苯胺，所有受试者均表现出明显的退热迹象。乙酰苯胺因其具有止痛和退热的特性，很快以专有名称退热冰（Antifebrin）上市。

冷板凳冤案

虽然退热冰因解热和镇痛作用而广受赞誉，但越来越多的患者在使用后出现了皮肤变蓝的发绀现象。后来经过证实，这是由苯胺类药物引起的高铁血红蛋白血症。这一不良反应促使人们寻找毒性较小的苯胺衍生物。在研究乙酰苯胺代谢的过程中，科学家们发现了同样具有解热镇痛效果的对氨基苯酚，但毒性仍较强。

在对苯胺进行改造而获得的衍生物中，非那西丁和对乙酰氨基酚效果最优。早在1878年，美国化学家莫尔斯（Harmon Northrop Morse）就已经在约翰斯·霍普金斯大学的实验室里，用简单的合成方法制备得到了对乙酰氨基酚。但当时，并没有人注意到对乙酰氨基酚的药物属性。直到1887年，临床药理学家梅林（Joseph von Mering）才在临床上试验了对乙酰氨基酚。

$$HO-\!\!\!\bigcirc\!\!\!-N(H)-C(=O)-CH_3$$

对乙酰氨基酚的化学结构式

1893年，梅林发表了一篇论文，这篇论文是对乙酰氨基酚的重大转折点。文中，他比较了对乙酰氨基酚与非那西丁的临床效果，声称对乙酰氨基酚的疗效并不优于非那西丁，甚至还可能会导致轻微的高铁血红蛋白血症（后来发现，这一不良反应很可能是由杂质造成的）。这一论文的发表对于对乙酰氨基酚的研究造成了毁灭性的打击。对乙酰氨基酚很快被打入冷宫，而非那西丁则成为众星捧月的对象。

是金子总会发光的

　　直至20世纪40年代，退热药物市场一直是非那西丁的天下。1946年，纽约卫生局的布罗迪（Bernard Brodie）和他的学生爱梭罗德（Julius Axelrod）应邀研究非阿司匹林类退热剂诱发高铁血红蛋白血症的原因。他们的这项研究工作为对乙酰氨基酚洗去了冤屈。

　　1948年，他们发现退热冰的重要代谢产物对乙酰氨基酚才是退热的幕后功臣。与梅林之前相持的观点相悖，对乙酰氨基酚毒性较弱，相较于非那西丁更为安全。在后续的研究中，他们发现非那西丁之所以有效，也正是因为其代谢产物中有对乙酰氨基酚，而高铁血红蛋白血症主要是由另一种代谢物苯羟胺导致的。他们的"新发现"可谓是给予了对乙酰氨基酚一次新的生命。

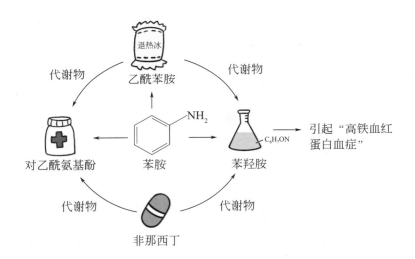

　　1955年，美国强生公司以泰诺（Tylenol）为商品名开始销售对乙酰氨基酚。当时的营销策略是告知医药人士阿司匹林可能会有胃肠道副作用，并让他们向易受胃肠道不良反应影响的患者推荐泰诺。在这一策略下，泰诺的销量飙升。几乎同一时期，葛兰素史克公司以必理通（Panadol）的商品名在英国也上市了对乙酰氨基酚。1963年，对乙酰氨基酚被列入《英国药典》。

20世纪80年代，随着关于非那西丁在肾和血液等方面毒副作用的报道越来越多，非那西丁的销量一蹶不振，而对乙酰氨基酚则取而代之，一跃成为解热镇痛界备受欢迎的新星。对乙酰氨基酚在英国等国家或地区的销量甚至超过了阿司匹林。

结语

自对乙酰氨基酚上市以后，该药已成为全球百余种处方药和非处方药的主要成分。因为对乙酰氨基酚极易获得，在治疗感冒、流感、鼻窦炎、关节炎等的各类复方制剂中均可见，人们往往会认为这种药物非常安全，低估了其潜在的毒性，甚至有的患者为了镇痛还会超剂量、长期服用这种药物。然而，大剂量、长时间使用对乙酰氨基酚会对肝脏产生毒副作用。因此，用药时应关注安全剂量，不可盲目服药。如已发生不良反应，则应及时就医。

从毒草到传奇 "神药"
——二甲双胍

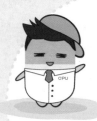

导语

二甲双胍，在药学界的名声可是响当当的。它不仅是2型糖尿病患者的一线口服降糖药，还被发现有多项其他潜在的临床治疗价值，被药学界当作是一个传奇。然而，二甲双胍这样一个传奇的药物，获得认可之路可谓是历经坎坷。

是敌，是友？

　　早在中世纪，欧洲大陆的民间传说中就记载，一种叫山羊豆（galega）的牧草可作为治疗口渴和尿频的"偏方"。山羊豆还有一个非常美的名字——法国紫丁香。在欧洲，这种神奇的植物还被发现可以刺激奶牛泌乳，它也因此获得了 *Galega officinalis* 的名字（该名源自希腊语，"*Gala*"意为"奶"，"*-ega*"意为"引起"，"Galega"意为"牛奶刺激剂"；officinalis意为"药用"）。

　　19世纪末，山羊豆因其特别的催乳功效被当作牧草引入美国北方。可好景不长，一位美国农夫发现自家的山羊在食用这种牧草后，产生了肺水肿、神经麻痹甚至死亡的现象。山羊豆随即被美国多个州列为有害杂草。

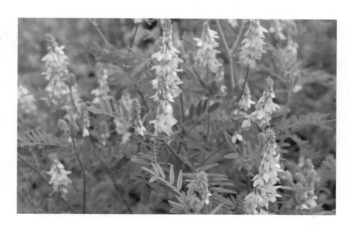

山羊豆

既生瑜，何生亮

　　后来，科研人员发现山羊豆富含胍类化合物，而其中一种名为山羊豆碱（galegine）的胍类化合物能剧烈地降低血糖，这也是导致牲畜死亡的罪魁祸首。于是科学家对山羊豆碱的化学结构进行改造，希望能降低它的毒性，保留降血糖的作用。1922年，爱尔兰化学家埃米尔·沃纳（Emil Werner）和詹姆斯·贝尔（James Bell）在爱尔兰都柏林圣三一学院首次合成了二甲双胍。经过动物实验发现，二甲双胍在所有试验过的胍类物质中毒性最低，并且可有效地降低血糖。

就当二甲双胍即将作为药物，向糖尿病的治疗市场进军时，糖尿病药物史上里程碑式的事件发生了。

1923年，胰岛素横空出世，也让人们觉得糖尿病有了"克星"。人们一度认为，胰岛素有"起死回生"之效，是糖尿病的"终结者"。刚刚问世不久的二甲双胍等胍类家族则很快被人们遗忘了。

峰回路转，获得认可

然而，随着胰岛素的推广和运用，科学家们发现被寄予厚望的胰岛素也不可避免地存在着一些缺陷。虽然胰岛素对于1型糖尿病来说非常有效，但是频繁注射胰岛素就意味着难以承受的皮肉之苦。再者，胰岛素使用过量还可能造成低血糖，甚至威胁到患者的生命安全。更为重要的是，胰岛素对于产生胰岛素抵抗的2型糖尿病患者效果甚微。

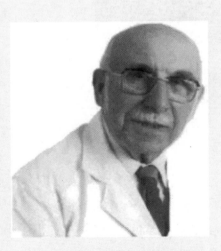

让·斯特恩（Jean Sterne）

20世纪50年代，法国医生让·斯特恩（Jean Sterne）通过在几所法国医院开展的临床研究，发现二甲双胍可有效减少成年糖尿病患者的胰岛素用量，但它并不能降低青少年糖尿病患者对胰岛素的需求。他和他的团队还注意到，在未患有糖尿病的个体中使用二甲双胍，几乎不会产生低血糖的副作用。1957年，他们的研究成果在一本摩洛哥期刊上发表。"二甲双胍耐受性良好，即使长期给药，也不会对生物体造成伤害。在低剂量口服给药的情况下，兔、鸡、大鼠、豚鼠、狗、糖尿病患者均呈现出血糖下降的情况。二甲双胍在糖尿病管理中的最终地位有待进一步研究。"鉴于此，斯特恩建议将该药物命名为格华止（glucophage，意为"葡萄糖吞噬者"）。1957年，二甲双胍在法国获得专利并上市，1958年二甲双胍被收录于《英国国家处方集》。

属于二甲双胍的新时代

二甲双胍被发现后，苯乙双胍和丁双胍也陆续登上抗击糖尿病的舞台。起初，由于降糖作用更为显著，苯乙双胍和丁双胍被赋予了更多的期待和厚望。它们一度掩盖了二甲双胍的光芒。20世纪70年代，人们发现苯乙双胍和丁双胍会引起严重的乳酸中毒，使得这两个双胍类化合物逐渐淡出糖尿病药物市场。然而，二甲双胍作为胍类家族的一员，也受到了牵连。

1977年，英国启动"英国前瞻性糖尿病研究"（United Kingdom Prospective Diabetes Study，简称UKPDS），对于二甲双胍等其它多项糖尿病治疗药物手段进行了大样本、多数据的临床研究。这项研究持续时间有20年之久。直至1997年，为期20年的UKPDS终告尾声。1998年，发表在医学权威杂志《柳叶刀》上的研究结果表明，二甲双胍有显著的降糖效果，且并没有明确的会导致乳酸性酸中毒的风险，同时，二甲双胍对于心血管系统也有一定的保护作用。这项研究是循证医学史上的一座丰碑，也是二甲双胍的一个崭新开端。2005年，国际糖尿病联盟（IDF）建议将二甲双胍作为2型糖尿病的初始降糖药物。2011年，二甲双胍被列入世界卫生组织基本药物标准清单。

作用机制——待揭开的神秘面纱

尽管二甲双胍本领高强，内力深厚，在糖尿病治疗以外的其他多个治疗领域还有诸多功效，但是它的降血糖作用机制仍然没有被揭示，人们至今也没有彻底搞明白它发挥药效的"独门秘籍"。

2022年2月，中国科学院院士、厦门大学生命科学学院林圣彩教授团队和邓贤明教授团队在国际顶级学术刊物《自然》杂志上发表了他们为期7年的科研成果。该成果表明，通过对2000多个潜在靶标"钓鱼竿"式的逐一筛选，中国学者终于找到了属于药物二甲双胍的作用靶标，这是对于二甲双胍降血糖机制研究的一项重大突破。相信在未来，二甲双胍这座富含"健康密码"的宝藏，还值得我们继续去挖掘。

结语

　　二甲双胍，这个诞生于"毒草"的降血糖药物，在历经了两起两落的坎坷之路后，最终以自己的实力获得了人们的认可，也为万千糖尿病患者带来了福音。今天，二甲双胍的传奇仍在续写。二甲双胍疗效好、安全性高、价格便宜，已成为全世界处方量最大的口服降糖药。近年来，二甲双胍还被发现能减轻糖尿病患者体重，改善脂肪肝，对抗糖尿病引起的多种癌症，延缓衰老等。

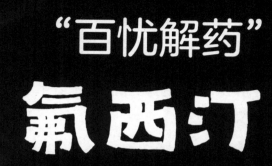

"百忧解药"
——氟西汀

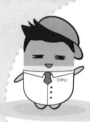

导语

　　人的健康包括身体的健康和心理的健康。在很多情况下，我们的身体如果出现健康问题很容易被感知到，而一些心理问题却经常不容易被发现。在心理疾病中，有一种叫"抑郁症"的疾病，困扰着很多人。特别是随着人们生活节奏的加快，工作压力日益增大，抑郁症的发病率越来越高。因此，能够治疗和控制抑郁症的药物就显得尤为重要。

"心灵感冒"

　　抑郁症（depression）是一种常见的精神疾病，以连续且长期的心情低落为主要的临床特征。世界卫生组织发布的数据显示，全球大约有10亿人患有精神疾病，其中约有3.5亿名抑郁症患者。预计到2030年，抑郁症将高居全球疾病负担第一位。

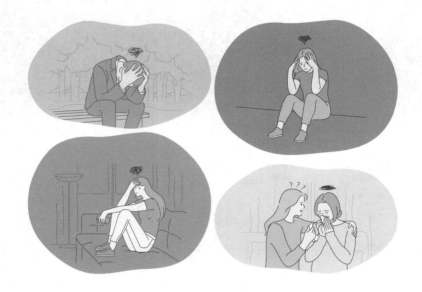

　　抑郁症很早便已被记载于古埃及、古希腊及希伯来的文献中。中国现存最早的一部诊治杂病的专著——《金匮要略》的第二十二卷《妇人杂病》里提到的"脏躁"和"妇人咽中如有炙脔"，就是指"郁症"。在人类与抑郁症对抗的漫长岁月里，抑郁症复杂的病因成为医药研发道路上的巨大阻碍。

　　目前，医学界对于抑郁症的病因尚无定论，但可以确认这是一种与情绪相关又涉及大脑等身体各器官的疾病，可引起患者体内多巴胺、血清素分泌的变化，损害患者的记忆和认知能力，降低患者的生活质量，使其承受健康与经济上的双重负担。

曙光乍现

20世纪50年代以前，还未出现真正有效的抑郁症治疗方法。当时，谈话疗法被广泛应用于治疗轻度抑郁症，即通过谈话使人们改变有害的想法和信念，而药物治疗则被视为下策。

1953年7月，英国精神药理学创始人之一加德姆（John Gaddum）提出了这样一个假说：大脑中的5-羟色胺（5-HT）在保持人们心智健全方面很可能起到了根本性的作用。1963年，英国精神药理学家科彭（Alec Coppen）通过一项试验证实了这个假说，5-羟色胺在抑郁症治疗中的重要作用也得到了认可。

那么5-羟色胺究竟是什么？它是一种单胺类兴奋性神经递质，因为起初是从血清中发现，也被称作血清素（serotonin）。我们人类体内就会自己产生这个物质。它与多巴胺（dopamine，DA）、去甲肾上腺素（norepinephrine，NE或NA）等属于同类，是一种能让人快乐的因子。这些"快乐因子"在神经元中合成，储存于脑内神经末梢的一些囊泡中，当释放到突触间隙的时候，与相应的受体结合，产生快乐或者兴奋的感觉。然而，这些神经递质在释放后，只有小部分能和受体结合而产生效应，大部分会立刻被"召回"，重新回到囊泡。这个过程称为"重摄取"。如果能够抑制这些"快乐因子"的重摄取，就能够对抑郁症起到治疗作用。当时使用的三环类抗抑郁药（TCA❶）就是通过抑制去甲肾上腺素的重摄取而起到抗抑郁作用，但副作用及注意事项较多。随着5-羟色胺在抑郁症治疗中的作用被认可，科学家们开启了选择性5-羟色胺重摄取抑制剂（SSRI）的研发之路。

---

❶ 因此类药物的化学结构中有三个"环"而得名，其英文为 tricyclic antidepressant，简称 TCA。

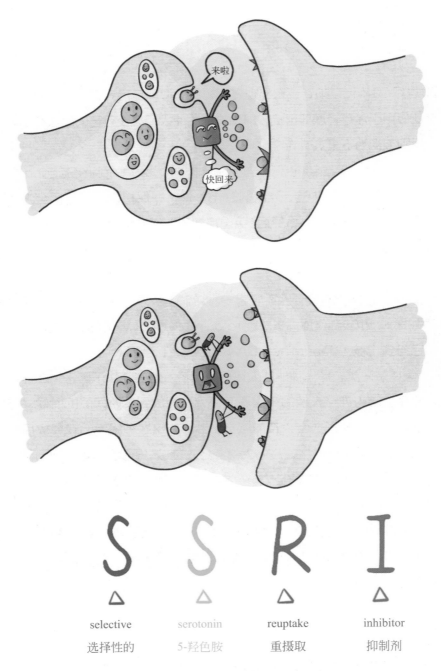

selective 选择性的
serotonin 5-羟色胺
reuptake 重摄取
inhibitor 抑制剂

选择性5-羟色胺重摄取抑制剂

新结构与新模型的诞生

　　1970年，美国礼来公司的药物化学家莫利（Bryan Molloy）和药理学家拉斯伯恩（Robert Rathburn）合作，希望开发能够克服三环类抗抑郁药物心脏毒性的新一代抗抑郁药物。他们发现苯海拉明和其它的一些抗组胺类药物能够增强去甲肾上腺素的升压反应并抑制5-羟色胺的重摄取。与此同时，瑞典哥德堡大学的卡尔森（Arvid Carlsson）和他的同事们也观察到一个叫"苯海拉明"的抗过敏药物具有拮抗组胺受体、抑制5-羟色胺重摄取的效果，这意味着其在抑郁症治疗方面的潜力。

　　1971年，来自中国香港的生物化学家汪大卫（David T. Wong）加入了莫利团队，基于上述发现，他们对苯海拉明进行了结构改造及优化。在第一批合成的化合物中，他们发现一个名为"尼索西汀"的化合物对5-羟色胺的重摄取具有抑制作用，并表现出与三环类抗抑郁药物相同的活性。在此基础上，该研究团队进一步进行结构改造优化，设计合成了第二批50多个化合物，并将这两批化合物再次进行筛选。其中一个化合物，也就是后来的"氟西汀"，对5-羟色胺的重摄取表现出了良好的抑制作用和选择性。

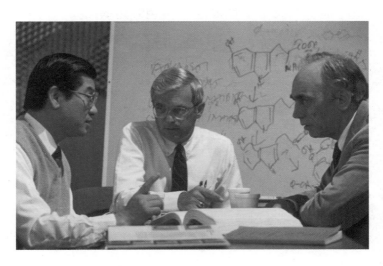

从左至右依次是：David T. Wong，Ray Fuller，Bryan Molloy

由于当时普遍采用的抗抑郁症研究动物模型是根据三环类抗抑郁药物的作用机制来建立的，与去甲肾上腺素有关，而氟西汀针对的是5-羟色胺，用原来的模型根本看不出效果。因此，需要重新建立基于5-羟色胺的抗抑郁症研究动物模型。

汪大卫等经过不断摸索，建立了适合氟西汀药效评估的三种新的动物实验模型，用以评估氟西汀的抗抑郁活性。在这三种模型中，氟西汀皆表现出良好的效果，获得了大家的认可。

从临床到市场的曲折道路

1976年，礼来公司的临床研究员伦贝格（Harriet F. Lemberger）首次将氟西汀用于人体，受试者对氟西汀表现出良好的耐受性，且心血管系统的肾上腺素没有受到太大影响。1981—1983年，进一步的临床试验证明氟西汀对治疗重度抑郁症有效，其副作用如口干、嗜睡等的程度也弱于当时临床上正在使用的三环类抗抑郁药物。

巧合的是，1982年，阿斯利康制药公司（Astra Pharmaceuticals）在欧洲率先推出了治疗抑郁症的选择性5-羟色胺重摄取抑制剂——齐美利定（Zimelidine）。然而，由于齐美利定上市后出现了吉兰-巴雷综合征（Guillain-

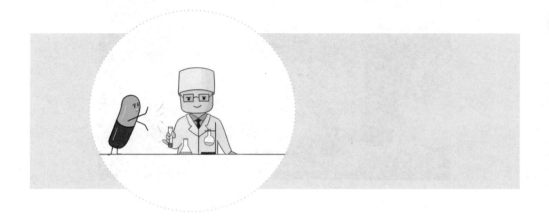

Barré syndrome，GBS）等罕见副作用，阿斯利康制药公司立即终止了所有的相关研究。由于齐美利定出现的问题，当时的FDA咨询委员会对氟西汀的副作用也产生了质疑，认为需要重新综合评价其临床研究结果及上市的可能性。礼来公司认为，氟西汀与齐美利定的化学结构差别比较大，最终以此说服了咨询委员会成员。

经过一番波折，最终，1987年12月29日，美国食品药品管理局（FDA）批准盐酸氟西汀上市。1988年1月，礼来公司以商品名"百忧解（Prozac）"成功推出了选择性5-羟色胺重摄取抑制剂氟西汀，给抑郁症患者带来了希望，也使得十几年来承受着压力和质疑的研究者们得到了认可。1995年4月，氟西汀进入了中国市场。氟西汀成为当时全球最畅销的抗抑郁药物之一。《时代》周刊更是以"一张可以印钞票的执照"形容其巨大的市场潜质。

结语

作为第一款上市后表现优良的SSRI类抗抑郁药物，氟西汀在抑郁症的药物治疗领域具有划时代的重大意义。它极大地推动了抗抑郁药物的研究与开发，同时也重塑了大家对于精神类疾病的认知，鼓励更多患者主动寻求心理及药物治疗。时至今日，已有多个SSRI类药物被开发出来：氟西汀、帕罗西汀、舍曲林、氟伏沙明、西酞普兰和艾司西酞普兰等。这些药物为抑郁症患者改善病情和提高生活质量提供了多种选择。

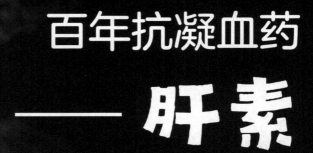

百年抗凝血药
——肝素

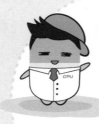

导语

你是否观察过伤口的结痂呢？它看似不起眼却对我们的健康十分重要，如果无法结痂，一个小小的伤口也会血流不止，甚至可能危及生命。而在凝血过程中起关键作用的是血小板。

肝素

血小板是一种盘状的细胞，在血液中含量不到1%，但是其作用非常大，它可以促进血凝块形成而起到止血作用。然而，血凝块的形成是一把双刃剑。血凝块在创伤愈合时是有益的，但是血流中的血凝块则是有害的。因为这些血流中的血凝块会形成血栓，将阻塞动脉中的血液流动，从而使对身体至关重要的氧气供应得不到满足，最终导致心肌梗死和卒中。

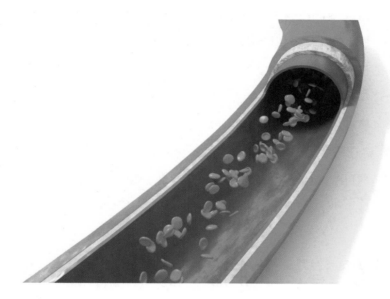

血管中的血小板模型

想要防止因为凝血而造成的血管栓塞，就要想办法对抗凝血，消除不必要的血凝块。抗凝血药肝素就能达到这一目的。发现于1916年的它至今已有百年历史，但仍然在临床上发挥着不可替代的作用，它同时具有体内和体外抗凝血活性。肝素类药物是目前临床最常用的抗凝药物。

被质疑的实验

1916年，约翰斯·霍普金斯大学医学院二年级的学生杰伊·麦克莱恩（Jay McLean）正在威廉·豪威尔（William Howell）教授的指导下进行科研工作。

豪威尔教授布置给麦克莱恩的任务是从狗的脏器提取物中找到能够促进血液凝固的物质。在研究过程中，麦克莱恩发现，脑和心脏的提取物都有促进凝血的作用，而肝脏中的提取物却会抗凝血。于是，他将自己的发现报告给豪威尔。一开始，豪威尔提出了质疑，他认为出现这种现象的原因可能是肝脏的提取物被盐类污染了。为了证明这种现象并非一种失误，麦克莱恩重复了实验过程，这次的操作他十分谨慎，在确保自己提取出的那些脂溶性物质并非污染物或杂质后，他做了一个简单却又极具说服力的实验证实了它的作用。麦克莱恩将他提纯的提取物注射进了实验犬的身体，实验犬事先被切割了的伤口血流不止。这个实验结果也证实了麦克莱恩的观点：他得到的提取物确实具有很强的抗凝血作用。这引起了豪威尔的兴趣，于是他利用有机溶剂乙醚对这一物质进行了提取，并在1918年将它命名为"肝素"（heparin，来源于肝脏的希腊文"Heper"），以表示它来自肝脏。但是后来的研究表明，肝素在其他组织中也同样广泛存在。

来自"前辈"的启发

然而以当时的技术，豪威尔实验室提取制备出的肝素产品纯度只有1%，这是无法用于临床的，因为里面携带的大量杂质，特别是一些蛋白质可能会引起人体强烈的过敏反应，甚至导致死亡。而且从狗的肝脏中提取肝素的方法成本较高，很难投入量产。而当时已投入量产的"前辈"——胰岛素也曾有相似的经历。因此，1933年，加拿大科学家查尔斯·贝斯特（Charles Best）❶猜想，纯化胰岛素的方法或许也能用于肝素。他首先在制备材料的选择上做了功课，副产品数量充足的牛成为不错的选择。在尝试了牛的各种组织后，肝素含量高且价格低廉的牛肺组织脱颖而出。在这一基础上，他借助化学方法，将肝素形成钡盐，得到

---

❶ 贝斯特与班廷（Frederick G. Banting）共同发现了胰岛素。

了结晶性的肝素钡盐。这样的结晶技术使肝素的效价和构成更匀质，可以保证其质量的稳定性。但是，肝素钡盐生产成本较高，后来贝斯特又将肝素做成钠盐，即肝素钠，这样就解决了大量生产的问题。

1937年，肝素在临床上首次应用于预防血栓的形成并大获成功。自此开始，肝素开始在防治血栓领域大放光彩。时至今日，尽管人们已经发现了许多制备肝素的其他途径，如猪肠黏膜制备法、化学合成法、生物工程法等，但牛肺制备法依然是肝素的一个重要来源。

充满可能的未来

在肝素被投入临床使用后，人们对它的探索仍然没有停止。对肝素新的了解和认识，为其发展开创了充满可能的未来。

1939年，人们发现肝素不具有直接抗凝功能，它的抗凝作用是由血浆中的内源性物质介导的。30年后，经过众多科学家的不懈努力，终于证实这种内源性物质其实是一种抗凝血酶，肝素就是催化剂，加速了抗凝血酶的反应，进而起到抗凝血作用。自此终于阐明了肝素的作用机制，并确定了它抗凝血的核心结构。

人们凭借这些了解，不断改良肝素。使用肝素最为常见的不良反应就是抗凝血作用过强，可能造成出血不止。为此，低分子量肝素应运而生，与肝素相比，它的抗凝血作用更具选择性，降低了出血的风险。

而如今，肝素治疗远比过去复杂得多。由于肝素在体内外均可以发挥抗凝血作用，所以肝素还在临床上被广泛用于血液透析、血管手术和器官移植、开胸心脏手术等领域。近年来，我们能看到更多的肝素衍生物出现，以减少使用肝素的不良反应；也能看到人们改进剂型，使非注射型肝素成为可能；还有越来越多的研究发现，肝素在抗肿瘤、抗炎、抗病毒等方面也能够发挥作用。这一发现于百年前的药物，仍然会在现在和未来焕发光彩。

结语

　　肝素从被发现到临床应用，经历了约二十年，在之后的八十多年中挽救了数以百万计人的生命。而在今天的实验室里，我们也似乎还能看到在1916年的夏天，那个小心翼翼向实验犬体内注射的年轻学生——杰伊·麦克莱恩相似的身影。无数药物研发工作者付出时间和心血，抓住机遇执着探索，才使得一种种药物成为献给全人类的礼物。健康所系，性命相托，这是一份伟大的事业；刻苦钻研，精益求精，它将永远有长明的火。

从染料中发现的抗菌药 —— 磺胺

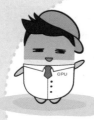

导语

　　提到抗菌药物，人们都会想到大名鼎鼎的青霉素。其实，在青霉素广泛用于临床治疗之前，另外一种具有抗菌作用的药物已经被应用于临床。这种药物就是从染料代谢物中发现的磺胺。那么，磺胺是怎么被发现的？它的发现具有什么样的重要意义？

磺胺

"染料寻宝"

20世纪30年代以前，细菌感染引起的疾病对于人们来说是很可怕的，因为在当时对于这样的疾病并没有什么特效药物。那个时候，研究细菌的科学家为了观察细菌，会对细菌进行染色。其中，著名的德国细菌学家罗伯特·科赫（Robert Koch）在进行细菌染色研究时发现，一些合成的染料对细菌具有抑制作用。于是，科学家们就开始从染料中寻找抗菌药物。德国科学家多马克（Gerhard Domagk）也是这支"染料寻宝"队伍中的一员。

1895年，多马克出生于德国勃兰登省的一个小镇。因为种种原因，他14岁才上小学，但由于他天资聪颖，在上大学之前不断跳级，很快就完成了中小学的学业。19岁那年，多马克以优异的成绩考入基尔大学医学院。然而，没上几天课，第一次世界大战就爆发了，年轻的多马克主动报名参军并投入了战争。在战争中，他的腿受伤了，从前线回到了后方，当起了医疗兵。在这期间，他目睹了大量士兵因细菌感染伤口而失去了生命。多马克暗下决心，要尽一切可能找到治疗细菌感染的药物。1918年，第一次世界大战结束，多马克回到学校继续读书。毕业后，多马克去了一家染料公司从事病理学研究，1927年担任病理学和细菌学实验室主任，这是他生活道路上的重要转折点。

在这家染料公司，多马克能找得到多种染料进行试验。一般来说，测试一个药物有没有抗菌作用，是先在体外的细菌培养皿上试验，如果有效了再进行动物试验，无效的话就不再继续了。多马克的研究思路和其他人不同，他认为，既然制造新药的目的是杀灭受感染的人体内的病原菌以保护人体健康，那么光在体外进行药物试验是不够的，必须要在受细菌感染的动物身上观察。所以他跳开体外试验，直接在感染链球菌（一种致病细菌）的小白鼠身上进行给药，看看效果如何。

1932年，德国化学家克拉雷尔（Josef Klarer）和梅希（Fritz Mietzsch）用磺胺作为中间体合成出了一种橘红色偶氮染料——百浪多息（prontosil）。这种染料很快就进入了多

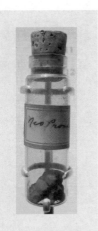

百浪多息样品

马克的视线。多马克发现给感染了链球菌的小白鼠灌注了百浪多息后，小鼠竟恢复了健康。此后，多马克又花了三年时间研究百浪多息的抗菌性能，并在1935年发表了第一篇报告。

孤注一掷，"千金"试药

虽然百浪多息在小鼠体内表现出了极好的抗菌效果，但它还从未应用于人体试验，至于它作用于人体的效果如何，是否有毒副作用，多马克还没有把握。然而就在这时，多马克六岁的小女儿在玩耍时不小心割破了手指，不幸感染了链球菌。面对严重的病情，请来的医生除了建议截肢保命都束手无策。多马克不愿意给女儿进行截肢手术，看着奄奄一息的女儿，他孤注一掷抱着最后的希望给女儿注射了百浪多息。奇迹出现了，多马克的女儿很快便转危为安了！多马克喜出望外，这对他来说意义重大。在后来的诺贝尔奖颁奖仪式上，多马克对采访的记者说："我已经接受了上帝对我的最高奖赏——给了我女儿第二次生命。今天，我再次接受人类对我的最高奖赏！"

就这样，百浪多息能够用于人体抗菌的消息不胫而走，它也被引进了大洋彼岸的美国。1936年冬天，美国总统富兰克林·罗斯福的儿子也遭受了链球菌感染，医生用百浪多息成功治愈了小富兰克林。而媒体对总统之子"以身试药"的事迹进行了报道，这样的报道产生了非常好的广告效应，把百浪多息带进了美国公众的视野。

从百浪多息到磺胺

百浪多息良好抗菌效果的发现，将偶氮染料抗菌作用研究推向了历史高潮。

最初人们认为抗菌作用是百浪多息里面一个叫作"偶氮"的特殊基团产生的，于是合成了一系列含有偶氮基团的化合物，可是在体外试验中并没有发现这些化合物具有抗菌作用。于是科学家们推测：是不是百浪多息到体内后，经过体内代谢产生了抗菌作用？通过收集小鼠的尿液，果然从中发现了端倪。进一步的研究发现，百浪多息在体内的代谢产物对氨基苯磺酰胺，即磺胺，才是药物真正的活性成分。这样，后来人们就不再使用百浪多息了，直接将磺胺作为药物来使用。

后来，以磺胺为基础，药学家们相继开发了磺胺嘧啶、磺胺甲恶唑、磺胺多辛等一系列磺胺类药物，形成了一个磺胺类药物的大家族。

磺胺是怎么起效的？

那磺胺又是如何在体内产生抗菌作用的呢？这里就要提到一个营养素，叫"叶酸"。细菌体内的叶酸是通过自身合成获得的。合成叶酸就需要原材料，其中一种原材料叫"对氨基苯甲酸"（PABA），而磺胺的结构和对氨基苯甲酸十分相似，细菌在合成叶酸时就错把磺胺当作对氨基苯甲酸作为合成叶酸的原料，后果

0.24nm H_2N—S—NH$_2$

0.69nm

磺胺

这俩也太像了吧！

0.23nm

HO

—NH$_2$

0.67nm

对氨基苯甲酸

可想而知。这样一个"假冒伪劣"物质掺杂其中，是合成不出真正的叶酸的。于是，细菌就无法继续存活下去。这就是磺胺药物的抗菌机理。我们人类体内的叶酸是通过食物获得的，不用自己来合成。所以，磺胺不会影响我们体内的叶酸水平。这种药物设计思路在药学界叫"代谢拮抗"，目前已被广泛应用于抗菌、抗病毒和抗癌药物的设计中。

功勋卓著的多马克

在青霉素刚刚被发现的时候，由于无法纯化和批量生产，青霉素过了十几年才投入临床使用。在这段时间，磺胺类药物担当了重要的角色，挽救了大量的生命。后来，随着青霉素等抗生素的问世，以及其他合成抗菌药的登场，磺胺药物的用武之地越来越少，基本算是退出了历史舞台。

然而，磺胺类药物的问世，不仅为人类对抗细菌感染疾病提供了非常及时的"武器"，更为重要的是，随着对磺胺药物作用机制的认识，开创了一种直到今天还在广泛使用的药物设计思路——代谢拮抗。这一切的奠基人——多马克，获得了1939年的诺贝尔生理学或医学奖。

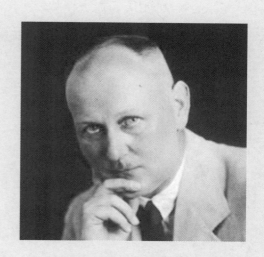

格哈德·多马克（Gerhard Domagk）

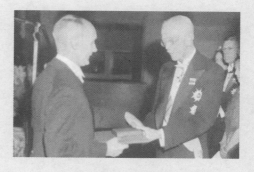

多马克被授予诺贝尔生理学或医学奖

结语

　　在多马克发现磺胺具有抗菌活性之前，其只是合成偶氮染料的中间体；在磺胺类药物走出实验室之前，多马克也没想到自己的女儿会成为第一个"受试者"。作为第一个被广泛应用且获得成功的人工合成抗菌药物，磺胺类药物的发现为后续创新药物的研发提供了宝贵的思路。磺胺抗菌活性的发现者多马克初心不忘，不仅从截肢的手术台上救下了自己的女儿，也为战场上的伤患带来了生机；他获得了最高科学荣誉，也为世界医药史画上了浓重的一笔。

小小糖丸，健康"方舟"
——脊髓灰质炎疫苗

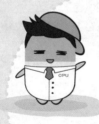

导语

    在防疫站吃到的那一颗糖丸或许是很多中国人的童年回忆。在孩子的心里，那甜甜的滋味或许是尖锐的针头和浓浓的消毒水气味之外的一种安慰，但他们不知道的是，就是这一颗小小的糖丸，让他们得以抵抗可怕的脊髓灰质炎病毒，搭上了健康"方舟"。

瘫痪噩梦

脊髓灰质炎，俗称小儿麻痹症，由脊髓灰质炎病毒引起，传染性强。该病毒主要感染免疫力较弱的孩子们。对于孩童而言，感染脊髓灰质炎可能是一个持续一生的噩梦，即使侥幸逃过了死亡，最后也可能会落下不同程度的瘫痪或残疾。

据推测，早在几千年前，人类社会就已经出现了脊髓灰质炎病例。在3000多年前（公元前1403年—公元前1365年）的一块古埃及石碑上雕刻着一名手拄拐杖的年轻祭司，他的一条腿严重萎缩，很像是脊髓灰质炎的典型症状，这

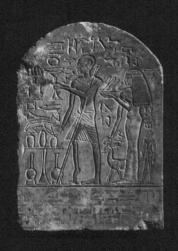

可能提供了最早的关于脊髓灰质炎的记录。到1789年，英国的内科医生恩德伍德（Michael Underwood）首次描述了这种疾病的临床特征。伴随着城市化进程，这种疾病逐渐流行开来，给全世界人民带来了灾难。在疫情最严重的一年，美国曾报告了超过57000个病例。

在20世纪50年代，这个"魔鬼"也开始在中国肆虐。到了20世纪60年代，全国每年脊髓灰质炎发病人数甚至可达四万例。该疾病严重威胁着我国人民的健康。

"铁肺"牢笼

脊髓灰质炎会引起腿、胳膊和呼吸肌麻痹，并且传染性极强，有的人一两周就能自动复原，有的人却会落下终身残疾甚至死亡。由于没有什么特效药物，在当时医生们对此几乎束手无策。

对于许多脊髓灰质炎患者来说，因为呼吸肌被麻痹，呼吸变得十分困难，

患者十分痛苦，甚至面临窒息死亡的危险。1927年，哈佛大学的菲利普·德林克（Philip Drinker）和肖（LA Shaw）发明了"铁肺（iron lung）"，用于帮助呼吸肌麻痹的脊髓灰质炎患者呼吸。这种机器很笨重，像一个横卧的铁罐子，人被塞进里面后，罩子被紧紧地锁住，只剩一个脑袋露在外面。患者的脖子上套着一个密封的橡胶圈，这样就可以不让空气通过。本质上来说，"铁肺"是一个连接着泵的密闭铁盒子，通过机器的运行而交替吸出和充入空气，这样就可以帮助患者扩张和收缩肺部进行呼吸。

可以想象一下，人被关进"铁肺"有多痛苦，而有些脊髓灰质炎患者离开了"铁肺"，又无法自主呼吸，只能依赖"铁肺"度过余生。曾经，美国各地的医院里塞满了帮助患者呼吸的"铁肺"。

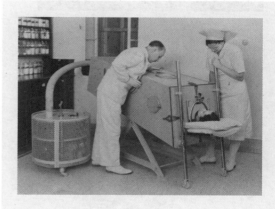

"铁肺"

疫苗诞生

美国第32任总统罗斯福在1921年（时年39岁）的夏天也感染了脊髓灰质炎病毒，并落下终身残疾，所以我们在历史书里看到的罗斯福都是坐着的。1938年，罗斯福在担任美国总统期间建立了一个基金会，用于救治脊髓灰质炎患者，并推动疫苗的研制。在基金会的资助下，索尔克（Jonas Edward Salk）医生用了近9年的时间，于1954年成功研制出第一个脊髓灰质炎疫苗。这种疫苗是把病毒杀死后制备而成的，被称为"灭活疫苗（IPV）"，通过注射的方式接种。这种疫苗保护儿童免受脊髓灰质炎侵害的有效率在80%～90%左右。随后很长的一段时间里，这种疫苗成为对抗脊髓灰质炎的标准预防手段。

与此同时，辛辛那提大学的沙宾（Albert Sabin）博士同样也在基金会的

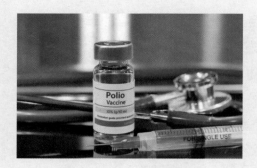

IPV疫苗

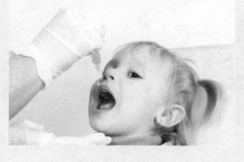

OPV疫苗

支持下进行脊髓灰质炎疫苗的研究。1957年，沙宾团队得到了口服减毒脊髓灰质炎疫苗（OPV）。这种疫苗与IPV不同，是将活的病毒进行一代又一代的培养，直到筛选出致病力较弱的毒株，接种方式为口服，更为便利。这种疫苗取得了巨大的成功，沙宾也因此在1965年获得了拉斯克医学奖。

自从脊髓灰质炎疫苗研制成功以后，脊髓灰质炎疫情得到了有效的控制，全球小儿麻痹症发病率逐年下降，人类已经看到根除这种疾病的机会。"铁肺"也没有存在的必要，于20世纪60年代停止生产，仅在历史上留下了一段记录。

自主研发

20世纪50年代，美国已经发明了脊髓灰质炎灭活疫苗（俗称"死疫苗"），并在减毒活疫苗（俗称"活疫苗"）研究方面取得进展，苏联也在减毒疫苗上取得初步成果。但以中国当时的国际处境，请他们分享自己的研究成果几乎不可能。面对国内日渐严峻的疫情形势，中国决定自主研发脊髓灰质炎疫苗。

1957年，刚从苏联取得医学科学院病毒学副博士学位不久的顾方舟临危受命，开始了脊髓灰质炎的研究工作。他首先采集了国内几个地区脊髓灰质炎患者的粪便标本，利用猴肾组织培养技术分离出病毒并成功定型。以此为标志，顾方舟打响了攻克脊髓灰质炎的第一枪。

到底是开发灭活疫苗还是减毒活疫苗？顾方舟进行了一番研究和论证。他考虑到，如果用灭活疫苗，虽可以直接投入生产使用，但国内生产条件有限，恐怕无法生产；而减毒活疫苗成本不到灭活疫苗的百分之一。根据我国当时的国情和经济基础，顾方舟选择走减毒活疫苗路线。

云南往事

由于做实验用的猿猴只有云南才有，顾方舟带领团队千里迢迢赶赴云南，在荒山上建立起实验基地。没有条件，就创造条件，哪怕辛苦万分。顾方舟的妻子李以莞后来回忆道："当时云南省批的这块地就在西山上，海拔2100米，一砖一瓦都得从山下拉到山上去，没有水没有电，冰窖也没有，一些培养细胞、实验用的药品都需要在冰窖里保存。没有办法，只能每天山上山下地跑。把东西存在昆明市肉联厂的冰窖里。第二天早晨要用，再背到山上去。"当时的粮食供应还十分短缺，实验人员哪怕自己饿着，也要喂饱实验用的猴子。在顾方舟团队这样鞠躬尽瘁的努力下，1960年夏天，第一批疫苗终于试生产出来了。

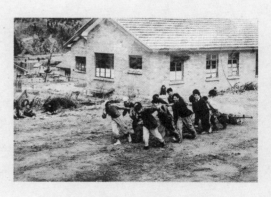

顾方舟团队在云南建造实验基地

父子试药

有了疫苗样品还需要在人体上进行试验，顾方舟和同事们义无反顾地先拿自己进行试验。他们各自喝下一小瓶疫苗溶液。令人欣慰的是，一周过后，大家安

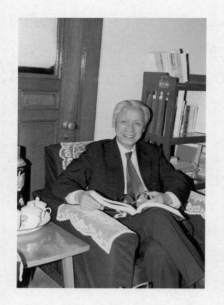

顾方舟

然无恙。但是由于脊髓灰质炎病毒更易感染儿童，必须要在儿童身上进行试验，以保证疫苗用于儿童的安全性。但是去哪里找受试儿童呢？一番思量后，顾方舟做出了一个惊人的决定：让自己刚满月的儿子作为第一个受试儿童。他给儿子喝下疫苗后提心吊胆了十余天，看到孩子依然健康活泼，才彻底放心了。受到顾方舟的感召，同事们也纷纷让自己的孩子参与临床试验。十天后，所有的孩子都平安无事，大家都激动不已：疫苗研制成功啦！随后，首批500万人份疫苗生产成功，并在北京、上海等11个城市推广，有效控制了疫情。

甜蜜药丸

　　然而要想消灭脊髓灰质炎，疫苗必须覆盖全国，农村的孩子们也需要服用疫苗。但当时的中国交通并不发达，冰箱也尚未普及，需要冷藏的液体型活疫苗显然难以送往农村使用。在顾方舟苦苦思索时，受到了两样食物的启发：元宵和冰

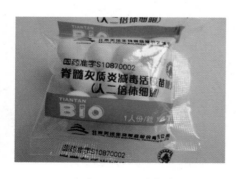

脊髓灰质炎疫苗（糖丸）

棍。他想：不如把疫苗像滚元宵一样滚进糖里，再把冷冻的糖丸放在保温瓶中，和以前卖冰棍一样送往农村。正是顾方舟的这一创意，打开了脊髓灰质炎疫苗向农村推广的大门，让糖丸疫苗迅速投向祖国的每一个角落。这位为抗击脊髓灰质炎奉献了一生的"糖丸爷爷"也以这种甜蜜的方式守护住了孩子们的健康。

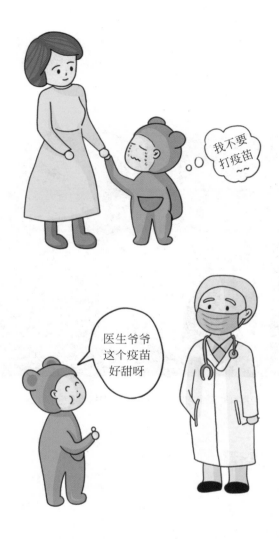

无"脊灰"中国

　　自从1965年，全国农村逐步推广疫苗以来，脊髓灰质炎发病率明显下降。1978年起，我国开始实行计划免疫，脊髓灰质炎病例数呈波浪式下降。1990年，全国消灭脊髓灰质炎规划开始实施，此后病例数逐年快速下降。直至1994年，湖北襄阳县发现了最后1例患者，从那以后再也没有发现由本土野病毒引起的脊髓灰质炎病例。

终于在2000年10月，世界卫生组织证实，中国成为无"脊灰"国家。在"中国消灭脊髓灰质炎证实报告签字仪式"上，顾方舟作为代表，郑重签下了自己的名字，为中国抗击脊髓灰质炎的战役画上了圆满句号。

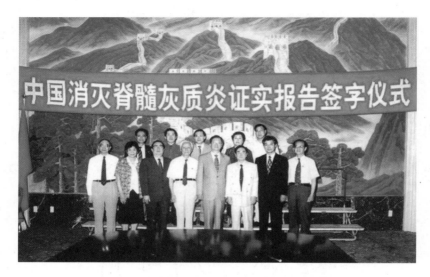

中国消灭脊髓灰质炎证实报告签字仪式现场

结语

　　脊髓灰质炎疫苗的问世，为人类战胜脊髓灰质炎这种烈性传染病提供了保障。顾方舟，这位被孩子们称为"糖丸爷爷"的药学家，用他的智慧和大爱，让我国消灭了可怕的脊髓灰质炎。在中华人民共和国成立70周年之际，顾方舟被授予了"人民科学家"国家荣誉称号。

击碎癌症死亡魔咒的"银色子弹"——伊马替尼

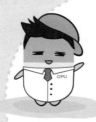

导语

伊马替尼（imatinib）是首个分子靶向治疗药物。自2001年上市后疗效显著，击碎了慢性粒细胞白血病（CML）的死亡魔咒，被美国《时代》周刊誉为"银色子弹"。实际上，它还有个更为人熟知的名字——格列卫（Glivec）。在前几年热映的电影《我不是药神》中，它被化名为"格列宁"，是数万慢性粒细胞白血病患者可望而难及的救命药。而在现实中，这一传奇药物的问世也经历了近四十年的漫漫征程。

疯狂的白细胞

早在19世纪上叶，法国医生就观察到一些患者会出现原因不明的贫血、乏力、发热、异常出血及肝脾和淋巴结肿大等临床表现。随着病情发展，这些患者的乏力等消耗症状会越来越明显，并且容易发生感染，不久后就会死亡。此外，人们还在这些患者的血液里发现了大量的无色细胞团，但当时人们都没有意识到这是一种什么样的疾病。直到1847年，德国病理学家魏尔啸（Rudolf Virchow）观察了该病病程，才确定了那些无色细胞团就是白细胞。他用希腊语将这种病命名为 leukemia（意为"白色的血液之病"），也就是我们通常所说的白血病或血癌。慢性粒细胞白血病就是其中一种，它的病程发展较为缓慢，在很长一段时间里，骨髓移植是最好的治疗方法。然而，骨髓移植价格高昂而且配型艰难。大多数患者面对疯狂增殖的粒细胞（白细胞的一种）给身体带来的凌迟般的痛感和步步逼近的死亡无能为力。

变短的染色体

治疗慢性粒细胞白血病的希望萌芽于20世纪中期。1956年，一名叫做诺维尔（Peter Nowell）的年轻人退役后，回到了故乡费城，并在那里加入了宾夕法尼亚大学病理系，主攻白血病和淋巴瘤的研究。没过多久，他与研究生一起惊奇地发现：在慢性粒细胞白血病患者的癌细胞中，第22号染色体变短了，这是世界上首次在肿瘤细胞中发现染色体变异。1960年，诺维尔及其他研究者将这项研究发表在科学界顶尖杂志 Science 上。当时的人们并没有意识到，这短短的几百字将为肿瘤治疗开启新时代。由于宾夕法尼亚大学位于费城，这种患者体内异常的22号染色体也被命名为"费城染色体"。

A Minute Chromosome in Human
Chronic Granulocytic Leukemia

In seven cases thus far investigated (five males, two females), a minute chromosome has been observed replacing one of the four smallest autosomes in the chromosome complement of cells of chronic granulocytic leukemia cultured from peripheral blood. No abnormality was observed in the cells of four cases of acute granulocytic leukemia in adults or of six cases of acute leukemia in children. There have been several recent reports of chromosome abnormalities in a number of cases of human leukemia [including two of the seven cases reported here: Nowell and Hungerford, J. Natl. Cancer Inst. 25, 85 (1960)], but no series has appeared in which there was a consistent change typical of a particular type of leukemia.

Cells of the five new cases were obtained from peripheral blood (and bone marrow in one instance), grown in culture for 24–72 hours, and processed for cytological examination by a recently developed air-drying technique [Moorhead, et al., Exptl. Cell Research, in press]. The patients varied from asymptomatic untreated cases to extensively treated

cases of several years duration in terminal myeloblastic crisis. All seven individuals showed a similar minute chromosome, and none showed any other frequent or regular chromosome change. In most of the cases, cells with normal chromosomes were also observed. Thus, the minute is not a part of the normal chromosome constitution of such individuals.

The findings suggest a causal relationship between the chromosome abnormality observed and chronic granulocytic leukemia.

PETER C. NOWELL
School of Medicine,
University of Pennsylvania
DAVID A. HUNGERFORD
Institute for Cancer Research

Nowell & Hungerford, 1960   Science 132.1497

首次报道费城染色体的论文

致癌的根源

　　尽管发现了染色体变短的现象，但人们依然无法解释其背后的原因。直到荧光染色技术的出现，人们观察到的染色体才更加清晰、不再是单色，人类离发现慢性粒细胞白血病的真相才又更近一步。

　　1973年，芝加哥大学的罗利（Janet Rowley）教授使用荧光染料对染色体进行染色，希望通过更细致的观察，揭开染色体变短的秘密。在观察过程中，她的团队又发现了一件怪事，患者体内除了变短的22号染色体，还有变长的9号染色体，两者同时存在，似乎是一种巧妙的互补，她因此推测费城染色体之所以短，是不是因为发生了染色体的易位？也就是说患者细胞内的9号染色体与22号染色体发生了一部分的交换，让22号染色体短了那么一截。她敏锐地指出，这种特殊的现象背后一定存在着某种致癌机理。而等到谜底揭开，已是十年以后。

1983年，美国国家癌症研究所（NCI）与荷兰伊拉莫斯大学的学者们发现，正常情况下，人类9号染色体上有一段基因ABL，当染色体易位发生时，ABL就会与22号染色体上的基因BCR融合成一个新基因BCR-ABL。这个融合基因编码了一种奇特的蛋白——一种酪氨酸激酶。正常酪氨酸激酶的作用是在其它分子的控制下实现细胞的规律增殖。而BCR-ABL编码的这种酪氨酸激酶则如脱缰的野马，一直处于活跃状态，导致细胞疯狂增殖并失去控制，最终引起癌症。

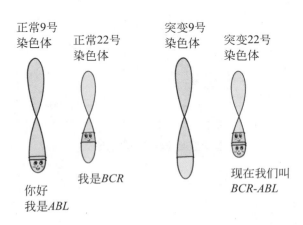

至此，费城染色体导致慢性粒细胞白血病的秘密终于被解开。近20年的时间里，几代人的坚持与努力为治疗慢性粒细胞白血病指明了新的方向——找到药物选择性地抑制BCR-ABL融合基因产生的异常酪氨酸激酶。在病痛中挣扎的慢性粒细胞白血病患者看到了希望的曙光，然而走到成功的彼岸还需要他们近20年的等候。

"银色子弹"

锻造"格列卫"这枚"银色子弹"的重要人物是德鲁克（Brian Druker）。还在医学院就读时，他就在自己的笔记本上写下了一篇题为"癌症化学疗法"的文章，并总结道："有朝一日，当抗癌药物的功能可以得到生化角度的理解之后，癌症化学治疗领域就会取得前所未有的进步。"前辈们对于慢性粒细胞白血病患者体内酪氨酸激酶异常的研究发现，正说明了德鲁克期待的时代已经到来。而为他提供大展身手机会的是他的一位老朋友，在汽巴嘉基（Ciba-Geigy）制药公司（现属于诺华集团）任职的莱登（Nicholas Lydon）。当时莱登正着手于公司激酶抑制剂的研究项目，他为德鲁克提供了 *BCR-ABL* 激酶的抑制剂用于试验。二人强强联手，终于在经历无数次合成、筛选的痛苦后，一个化合物脱颖而出，这就是STI-571。STI-571的效果令人惊喜，它能抑制92%～98%来源于慢性粒细胞白血病患者的肿瘤细胞，并在体外形成集落，对正常细胞影响极小。这在当时，可以说是科学家们难以想象的奇迹。在完成细胞学试验后，他们进一步完成了动物体内试验，在经历几次不良反应的失败并改进剂型后，终于证实了其安全性和有效性。正当他们信心满满希望进入临床试验之时，汽巴嘉基制药公司又陷入了合并的风波。合并后的诺华公司并不看好伊马替尼，觉得它面向的市场狭小，不愿意进行临床试验。在德鲁克的游说下，诺华高层终于在1998年6月同意启动了1期临床试验。

　　纵然过程波折，好在结果是令人满意的，临床试验表明伊马替尼副作用小，且效果极佳：在54名受试患者中，有53名出现了血液学上的完全缓解。伊马替尼之后的故事可谓是一帆风顺。基于疗效依然出色的2期临床试验结果，2001年，在临床试验还不足3年的情况下，美国食品药品管理局（FDA）为伊马替尼开通了"绿色通道"。伊马替尼在两个半月之内就获得了批准上市——这是迄今为止美国FDA速度最快的一次药物审核。之后诺华公司正式销售伊马替尼，商品名定为"格列卫"（Glivec）。

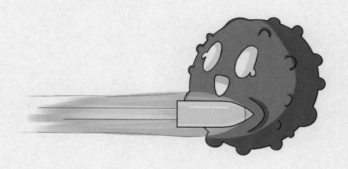

在格列卫诞生前，只有30%的慢性粒细胞白血病患者能在确诊后活过5年，格列卫却将这一数字提高到了89%。这颗"银色子弹"终于上膛发射，精准打击癌细胞，击碎了慢性粒细胞白血病的死亡魔咒。这是事关患者生命的大事，也是癌症治疗史上史无前例的壮举。格列卫作为首个上市的分子靶向治疗药物，开创了肿瘤靶向治疗的新时代。有了它，患者面对的不再是充斥呻吟的病房，不再是苦苦等待配型的绝望日子，也无需再承受化疗带来的脱发、恶心呕吐、头晕无力等痛苦，而是可以走在阳光下，怀揣着希望逐渐回归正常生活。

结语

伊马替尼绝不是一颗孤独的"子弹"，在它之后，越来越多的癌症靶向治疗药物正在出现：吉非替尼、尼洛替尼，以及我们中国人开发的埃克替尼、泽布替尼、奥雷巴替尼……我们也期待着这些"子弹"能更加精准、高效地各个击破各种癌症。现在，伊马替尼已经进入我国医保目录，在国家的大力支持下，电影里患者吃不起药、买不到药的情况不会再出现了。

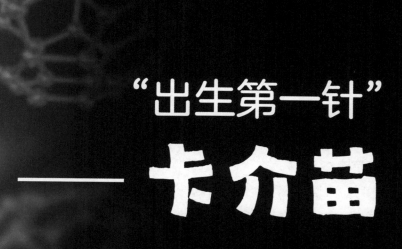

"出生第一针"
——卡介苗

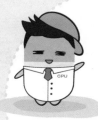

导语

在我们的一生中，会接种很多的疫苗，用来预防一些比较严重的传染性疾病。疫苗的发明和使用，让很多烈性传染病得到了很好的控制，大大延长了人类的寿命。在我们刚出生的时候，就会接种一种叫"卡介苗"的疫苗。它有什么作用？是怎么被发现的呢？为什么取这么个名字？

卡介苗

曾经笼罩欧洲的"白色瘟疫"
——结核病

　　结核病（tuberculosis）是一种由结核分枝杆菌感染引起的慢性传染病，80%发生在肺部，潜伏期4～8周。这种疾病也就是我国法定的乙类传染病——肺结核。结核病易发于青年人群，以呼吸道传播（即病毒、病菌等病原体从人的鼻腔、咽喉、气管等部位侵入，主要有飞沫、尘埃、气溶胶三种传播途径）为主要传染方式，发病率会随着环境污染的加重和艾滋病病毒的传播而升高，患者常表现出低热、乏力、咳嗽等症状。

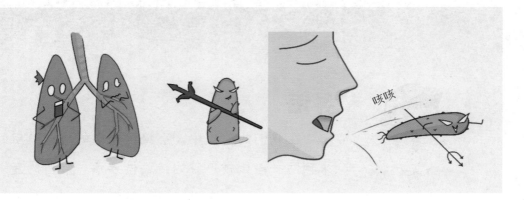

　　结核是人类历史上最古老的疾病之一，也是单一致病菌引致死亡最多的疾病。4500年前的古埃及木乃伊身上就有结核分枝杆菌的痕迹。1904年，德国海德堡附近出土的新石器时代（公元前5000—10000年）人类颈椎骨化石存在结核病变，而我国在公元前13～14世纪也对结核病有相关记载。18世纪的欧洲，工业革命的兴起导致了人口过度密集、环境质量下降等问题，结核病在当时作为一种无法医治的疾病夺去了无数平民的生命。19世纪欧洲的小说和戏剧中对结核病有这样的描写："面色苍白、身体消瘦、一阵阵撕心裂肺的咳嗽……"因此，人们称之为"白色瘟疫"，而在我国则称之为"痨病"，所谓"十痨九死"，便是当时形容结核病患者悲惨结局的俗语。

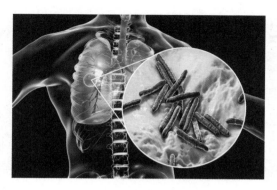

结核分枝杆菌

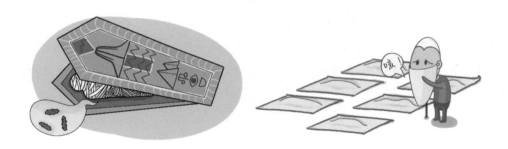

1882年，德国细菌学家罗伯特·科赫（Robert Koch）首次发现并证明结核分枝杆菌是结核病的病原菌。后来，随着抗结核药物的不断发展和卫生生活状况的改善，结核的发病率和死亡率曾一度大幅下降。20世纪90年代以来，由于艾滋病和结核分枝杆菌耐药菌株的出现、免疫抑制剂的应用、吸毒、贫困及人口流动等多种因素，全球范围内结核病的疫情又骤然恶化。结核病作为首要的再现传染病，成为全球尤其是发展中国家最为严重的公共卫生问题。

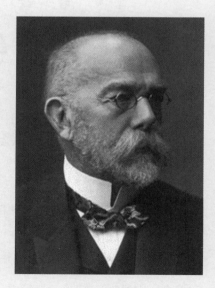

罗伯特·科赫（Robert Koch），
1843—1910年

玉米田里萌发的思维火花

　　1908年，法国细菌学家卡米特（Albert Calmette）和兽医介林（Camille Guerin）在法国里尔的巴斯德研究所（Pasteur Institute）开展合作，意在开发一种疫苗来对抗当时猖獗的结核病。最初，他们从一头感染结核病的牛的乳房中分离出一株牛结核分枝杆菌毒株（与人结核分枝杆菌密切相关），其培养显示出强烈的聚集倾向。为了防止粘连，卡米特和介林在由牛胆汁、土豆和甘油组成的培养基中进行牛结核分枝杆菌的培养，并试图将其接种到两只公羊身上，却屡屡失败。一天，他们走在巴黎近郊马波泰农场的小路上散心，偶遇地里穗小叶黄、个头低矮的玉米，便向农场主打听玉米为何长势不佳，是不是肥料的缘故。而农场主表示地里的玉米自引种到当地已经更替了十几代，所以出现退化，一代不如一代。

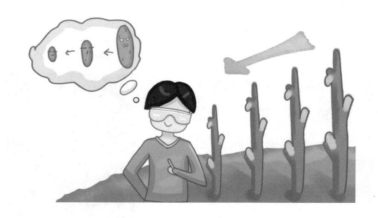

　　农场主无意间的话语，使卡米特和介林联想到了自己正在研究的结核分枝杆菌。如果将毒性强烈的结核分枝杆菌也一代一代地定向培育下去，它的毒性是否也会退化呢？如果也会退化的话，将这种退化的结核分枝杆菌注射到人体内，是否能使人体产生免疫力呢？受到玉米田里的启发，他们秉承坚持不懈的精神回到实验室里继续探索结核分枝杆菌的培养。1915年，他们给几头牛注射了一种早期的菌株，证明了其对结核病有保护作用。1921年，在经过二人13年的努力和

231代结核分枝杆菌的传代培养后，在豚鼠身上的实验表明，致病的结核分枝杆菌已发展为非致病的减活形式。最终，该菌种接种于动物后，达到了不导致结核病却保留着对结核病产生免疫作用的抗原性效果。为了纪念卡米特和介林这两位功勋卓著的科学家，人们将他们所培育出来的人工疫苗称为"卡介苗"（Bacillus Calmette-Guerin，BCG）。

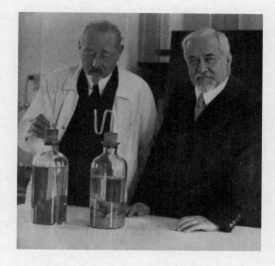

卡米特（Calmette）和介林（Guerin）

希望与灾难

　　1921年，法国医生哈勒（Weill Helle）首次将这种减毒活疫苗接种到一名婴儿身上。这个可怜婴儿的父母均死于结核病，抚养他的奶奶也患有肺结核。结果婴儿未感染结核病也未出现疫苗的副作用。接着，从1921年到1924年，217名巴黎儿童接种卡介苗并成功预防了结核病。1924年，卡米特和介林正式公开了这项发明，巴斯德研究所也开始大规模生产该疫苗，并将其分发给世界各地的众多制造商。这些产品以其原产地和制造商的名字命名，在全世界广泛使用。

　　然而，一场"吕贝克灾难"打破了BCG持续发展的良好态

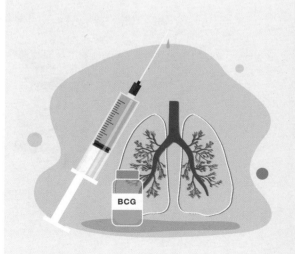

势。1929年，德国西北部吕贝克市立医院为使更多儿童获得接种卡介苗的机会，利用从巴黎引进的卡介菌菌种自行培养制造疫苗。由于经办操作者的疏忽，在无人察觉的情况下，一种毒性很强的人结核分枝杆菌被误混入菌苗之中，并接种到271名新生儿身上，造成了大多数婴儿感染结核病、70多名婴儿死亡的悲剧。消息刚传出时，一时间人们对卡介苗的安全性产生了怀疑，不少国家甚至停止卡介苗的接种，但随着元凶被查清，安全可靠的卡介苗接种又在各国继续展开。

20世纪30年代初期，中国儿科医生王良前往法国巴斯德研究所研究学习，介林赠送了其卡介苗菌株和一批卡介苗，后来他又自费采购了制作卡介苗的相关设备。归国后，王良开展卡介苗研究，自行制备卡介苗并给自己和朋友的孩子们接种，成为中国卡介苗制造的奠基人。

结语

卡介苗在人类防控结核病的长期斗争中画上了浓墨重彩的一笔，对全人类健康意义重大。卡米特与介林，这两位从玉米地里获得启迪的科学家，对卡介苗的发明与研究应用可以称为药物史上转化医学领域的成功范例之一。如今，卡介苗也名列新生儿"预防接种时间及记录表"的第一位，在出生后的24小时内，婴幼儿就要接受这"出生第一针"的保护。

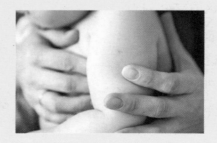

"出生第一针"

来自蛇毒的降压药
——卡托普利

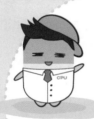

导语

　　大自然是一个巨大而神秘的宝库，人类从自然界获得了大量的"馈赠"。通过发挥聪明才智，人类对从自然界获得的物质进行进一步的改造和优化，得到了许多改变人类生活的产物。抗高血压药物卡托普利的发现不失为其中一个著名的代表。

"沉默的杀手"——高血压

　　高血压（hypertension）这个词家喻户晓，目前已经成为一种非常常见的疾病，这种疾病的主要表现就是血压比正常血压要高，用专业术语就是"体循环动脉血压持续偏高"。根据世界卫生组织（WHO）建议，成年人血压（收缩压/舒张压）超过140/90mmHg为高血压诊断标准。临床上将高血压分为两类：一类高血压病因不明，为原发性高血压，大约90%的高血压属于这种情况；另一类我们称之为继发性高血压，这种类型的高血压是肾脏或其他一些疾病所带来的，也是某些疾病的症状之一，将相关疾病解决后可有效缓解。在高血压发生的早期，头晕、疲劳、心悸等症状往往容易被患者忽略，从而使得患者放任高血压悄悄损害心血管系统，待问题严重后高血压还会进一步损伤大脑（如脑卒中、脑缺血）、心脏（如左心室肥厚、冠心病）、肾脏（如肾萎缩、肾功能不全）、眼睛（如视网膜病变、失明）等器官。假如我们将人体比喻为一座工厂，那么全身的血管和器官就组成了运输和处理人体各种物质的流水线，而高血压则通过对这条流水线潜在的破坏，阻碍整个工厂的正常运转。因此，高血压被认为是心脑血管疾病最主要的危险因素。

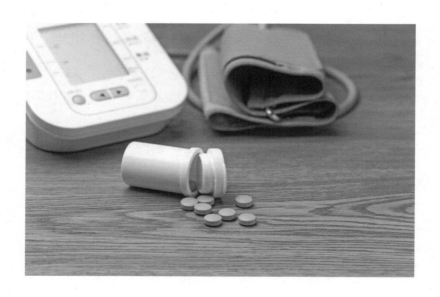

1937年，近代著名的心脏病学专家怀特（Paul Dudley White）认为高血压是一种重要的代偿机制，无需干预。然而，如果放任高血压发展，会造成严重的后果。历史上一些著名人物，如美国总统罗斯福、英国首相丘吉尔等均因高血压引发的脑出血而去世。直到20世纪中晚期，人们对于血压的关注才进入数值时代。根据2021年8月英国帝国理工学院和世界卫生组织在《柳叶刀》杂志上联合发表的一项研究，自1990年以来，全球高血压患者人数翻了一番，达到12.8亿。这主要归结于人口增长和老龄化。高血压已成为当今全世界人民面临的严峻问题。

为了控制和管理高血压发病，许多降压药（antihypertensive drug）逐渐涌现，其中卡托普利（captopril）作为第一种血管紧张素转化酶抑制剂（ACE inhibitor，ACEI）类药物，以其全新的作用机制和革命性的开发过程，成为药物治疗史上的一大突破。

蛇毒"降压"的秘密

1933年，圣保罗大学医学实习生席尔瓦（Maurício Rochae Silva）发现被巴西蝮蛇咬伤的患者会出现低血压症状，由此猜想蛇毒中可能含有降血压物质。1939年，他开始开展与毒蛇咬伤相关的循环休克以及酶的研究。直至1948年，他与同事开始对注射巴西蝮蛇毒液后的实验动物的血浆成分进行研究，发现

缓激肽的化学结构式

了一种多肽物质。这种多肽能增加毛细血管的通透性从而引起白细胞渗出，他们根据希腊语将其命名为"bradykinin"，即血管舒缓激肽（缓激肽）。遗憾的是，缓激肽在人体内的稳定性很差，仅几分钟便完全分解失效，不过这仍为后来ACEI的发现指明了方向。

1965年，席尔瓦已经成为圣保罗大学的教授，他的一位名叫圣迭戈·费雷拉（Sergio Ferreira）的博士生在继续着席尔瓦之前的研究工作。费雷拉发现蛇毒本身具有增强缓激肽的作用，由此猜想蛇毒中可能含有一种能抑制缓激肽降解的物质，并于同年将该多肽成功提取出来，命名为缓激肽增强因子（bradykinin potentiating factor，BPF）。然而，缓激肽增强因子在人体中仍然很不稳定，无法作为药物使用。

血压调节机制与ACE抑制剂

1967年，英国皇家外科学院的研究人员发现，人体血液中存在对血压有控制作用的分子。当肾脏感测到血压降低时，特定的细胞会开始释放一种被称为肾素（renin）的物质。肾素具有一定的活性，能够将一种名为"血管紧张素原"的物质"切割"转变为血管紧张素Ⅰ。血管紧张素Ⅰ本身基本没有生物活性，但是，在一种名为"血管紧张素转化酶（ACE）"的蛋白质的进一步"切割"下，血管紧张素Ⅰ可转化为血管紧张素Ⅱ。而血管紧张素Ⅱ具有强烈收缩血管的活性，这样就导致了血压升高。

与此同时，费雷拉在英国皇家外科学院药理学教授范恩（John Robert

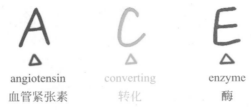

血管紧张素转化酶

Vane）的实验室做博士后研究。他与同事米克·巴克尔（Mick Bakhle）发现，前面提到的缓激肽增强因子（BPF）具有两个功能，一是增加缓激肽的量，二是抑制血管紧张素Ⅰ转化为血管紧张素Ⅱ，从而使得血管舒张、血压降低。

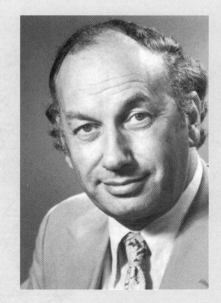

约翰·罗伯特·范恩
（John Robert Vane）

这一惊人的发现使敏锐的范恩教授意识到，BPF就是他要寻找的ACE抑制剂。作为E. R. Squibband Sons制药公司（百时美施贵宝公司前身之一）的顾问，他向公司建议对蛇毒提取物进行深入研究。后来，他与药理学家米格尔·昂德替（Miguel Ondetti）教授、药学家大卫·库什曼（David Cushman）教授等合作，共同推动了ACE抑制剂的研发。

从"替普罗肽"到"卡托普利"

经过2年的不懈努力，昂德替和库什曼带领团队对蛇毒提取物中的多肽物质进行了结构与功能分析，从中分离并合成了多种多肽化合物，其中一个九肽化合物（由九个氨基酸连接而成的肽类物质），可较长时间地抑制ACE的生物活性，被命名为"替普罗肽"（teprotide）。然而，替普罗肽价格极其昂贵，并且口服无效，因此范恩等研究人员尝试对其结构进行修饰和改造。

他们将替普罗肽分为若干个结构片段，对各个结构片段的作用进行了分析研究，发现其大部分的结构片段并不起作用，而真正发挥作用的结构是末端的一个氨基酸——脯氨酸（proline）。于是问题转换为如何在保留末端脯氨酸部分的基础上，对其他部分进行适当改变以获得预期结果。经过一系列针对侧链的长度、

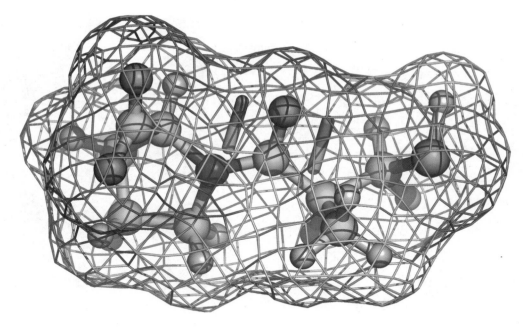

卡托普利的3D分子模型

取代基以及手性异构体的优化，研究人员最终获得了含有脯氨酸结构片段的第一个ACE抑制剂类抗高血压药物——卡托普利（captopril）。

历经坎坷的临床试验，卡托普利于1981年6月获得美国食品药品管理局（FDA）的上市许可，其具有起效迅速、降压平稳、远期疗效突出等优点，同时对心力衰竭、糖尿病、肾病也有良好的治疗效果，在随后几年中一直保持着较高的销量。

卡托普利的化学结构中含有巯基（即左下图卡托普利结构中左边的那个"HS-"基团），而含有这种基团的化合物通常具有大蒜气味。因此，卡托普利会刺激黏膜上皮，引发咳嗽、皮疹和味觉紊乱等副作用。针对这一问题，科学家们将巯基进行了替换，以卡托普利的化学结构为基础，开发了疗效更佳、副作用更弱的新型ACEI药物，如依那普利（enalapril）、赖诺普利（lisinopril）等一系列普利家族的抗高血压药物。时至今日，它们仍是一线的降压药物。

卡托普利的化学结构式

结语

　　致命蛇毒，经过科学家们的"鬼斧神工"，转变成了高血压患者稳定病情的希望。自然界有取之不尽的财富，从中寻找能造福人类的新药，离不开发掘自然秘密的灵敏嗅觉，更离不开无数科研人员坚持不懈地探索与创造。

能治疗关节炎的激素
——可的松

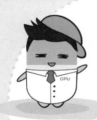

导语

　　激素，因为它的英文是hormone，所以又名荷尔蒙。激素对于人体或者动物来说非常重要，具有调节代谢、生长、发育和繁殖等重要作用。激素分为很多种。其中有一种激素，能够治疗炎症，在临床上被广泛使用。那么这类能够抗炎的激素是从哪儿来的呢？又是怎么被发现的呢？

可的松

"不死的癌症"

　　类风湿性关节炎（rheumatoid arthritis，RA），是一种病因尚不明确的慢性自身免疫性疾病，即人体的免疫系统错误地攻击体内的健康细胞，导致身体受影响部位产生炎症（以疼痛、肿胀为主要表现）。20世纪初，类风湿性关节炎曾被误认为是由细菌感染引发的传染病。这种疾病的特征是手、足小关节的多关节、对称性、侵袭性关节炎症，经常伴有关节外器官受累及血清类风湿因子阳性，从而导致关节畸形及功能丧失。此外，它还可以影响人体的其他组织，使肺、心脏和眼睛等器官出现问题。虽然具体的发病原因尚不明晰，但研究人员发现其可能与遗传、感染、性激素等有关，并总结出增加RA患病风险的特征，如"60岁左右的成年人""未分娩的女性""肥胖""吸烟"等。

　　目前，类风湿性关节炎仍然是一种无法完全治愈的疾病，伴随着较长的治疗周期、较高的致残率，常被人们称为"不死的癌症""软刀子"。不过，实际上情况并没有字面上那么可怕，因为生活中已有许多方法可以控制和缓解类风湿性疾病，达到减轻关节炎症反应、抑制病变发展及不可逆骨质破坏、保护关节和肌肉功能的目的。以阿司匹林为代表的非甾体抗炎药是类风湿性关节炎的一线治疗药物。既然有非甾体抗炎药，是不是也存在甾体抗炎药？没错！不过通常不称之为"甾体抗炎药"，它们有另外一个名字"糖皮质激素"（glucocorticoids）。糖皮质激素由肾上腺皮质分泌，具有调节糖、脂肪和蛋白质生物合成和代谢的作用，并因此而得名。

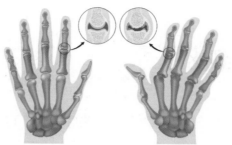

正常人的手　　　类风湿性关节炎患者的手
正常人手部（左）与类风湿性关节炎患者手部（右）的对比

说到糖皮质激素，我们不得不提及人类发现的第一个糖皮质激素类药物——可的松（cortisone）。虽然可的松由于较强的副作用，目前已不推荐将其作为类风湿性关节炎治疗的首选药物，但作为第一代药物，其发现历程值得我们关注和学习。

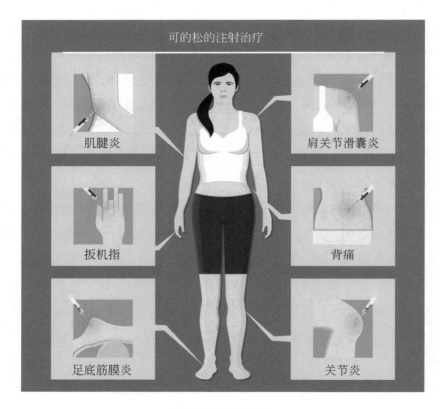

可的松的注射治疗

疾病间的神秘联系

在20世纪30年代以前，医学界对类风湿性关节炎了解甚少，一般都认为这是由某种病原体导致的传染病。1928年，长期致力于类风湿性关节炎研究的美国医生亨奇（Philip Showalter Hench）成为梅奥诊所风湿科的主任。然而，当时的亨奇也无法明确该如何治疗类风湿性关节炎。1929年4月的一天，同诊所一位65岁的医生告诉亨奇，自从他得了黄疸，类风湿性关节炎症状便消失了。之后，亨奇只用了4周时间就治好了他的黄疸，而他的类风湿性关节炎症状在接下来的7个月里再也没有出现。这个蹊跷的现象引起了亨奇的注意，于是他开始密切关注此类患者。

直到1933年，亨奇共发现7个黄疸改善类风湿性关节炎的类似案例，这一数字又在1938年上升至38例。这些患者得黄疸的病因各不相同，但关节炎的症状都得到改善，且改善程度和黄疸的严重程度有关。与此同时，亨奇还发现，类风湿性关节炎的症状也会因为妊娠或者手术等情况而减轻。此外，如果患者存在过敏现象，随着类风湿性关节炎症状的改善，过敏症状也会得到缓解。这个现象在日后的科学研究中得到了证实，类风湿性关节炎和过敏一样都是由自身免疫系统过于活跃导致的。

从"物质X"到"化合物E"

根据对上述临床现象的观察，亨奇怀疑类风湿性关节炎并非传染病，而是由人体自身的某种物质失调引起的，相应的治疗药物也应当是人体自身分泌的物质。亨奇将这种假想中的物质称为"物质X"。鉴于黄疸患者的类风湿性关节炎症状会减轻，亨奇猜测黄疸患者的胆汁里可能存在这种物质，而对妊娠妇女的观察则让他猜想这种物质很可能是一种激素。

之后，亨奇想尽一切办法用他认为含有"物质X"的东西，比如胆汁酸盐、人和牛的胆汁治疗类风湿性关节炎患者，甚至将黄疸患者的血液输到类风湿性关节炎患者的身体里。然而这些做法都没有达到他想要的结果。

为了揭开"物质X"的面纱，亨奇开始与同诊所的生物化学教授肯德尔（Edward Calvin Kendall）合作。在此之前，肯德尔曾成功地分离出了甲状腺素，后来又开始研究肾上腺。当时，在临床上发现了这样几种情况：一是类风湿性关节炎患者在手术后肾上腺活动会增强，二是缺少肾上腺素的患者会产生和类风湿性关节炎患者类似的疲劳症状。这些现象暗示肾上腺可能和类风湿性关节炎有关。在此基础上，亨奇和肯德尔开始对肾上腺分泌的物质进行分离纯化。分离纯化是一个很艰难的过程，提取1克的某种分泌物往往需要3000磅（1磅≈453.6克）的肾上腺。经过艰辛的努力，到了1940年，他们通过分离纯化获得了28种肾上腺分泌物，其中A、B、E和F 4种分泌物会对动物生理造成影响，而分泌物E被认为很可能就是他们想要的"物质X"。

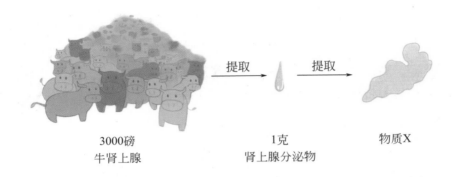

3000磅　　　　　　　1克　　　　　　物质X
牛肾上腺　　　　　肾上腺分泌物

　　1948年，默克公司与一些科学家合作，耗费1400多万美元终于通过化学方法合成出了9克分泌物E。为了最大限度地利用这来之不易的化合物E，美方召集了一批内分泌学家，将化合物E送给他们做研究。虽然当时亨奇研究的类风湿性关节炎被认为和内分泌疾病毫无关系，一开始并没有拿到化合物，但是后来他还是想尽办法在几个月后拿到了化合物E。

轰动医学界的可的松

　　为了验证之前的假说，1948年9月1日，亨奇和肯德尔将化合物E注射至一位29岁患有严重类风湿性关节炎的患者体内。治疗前，这位患者病情严重到只能依靠轮椅走动。2天后，患者的症状明显好转，4天后便可以独立行走。这一消息迅速引起轰动。第二年4月，亨奇和肯德尔公开了16个病例，被《纽约时报》的记者形容为"现代奇迹"。这是人类第一次用一种内源性化学物质治疗所谓的"不治之症"，预示着现代医学不但可以利用外来的杀菌剂（抗生素）来治病，还可以想办法动员人体自身的抗病能力。

随后，这种神奇的"物质X"被亨奇命名为可的松（cortisone），从一般类风湿性关节炎扩展到其他疑难病症的治疗与抢救，应用范围逐渐扩大。

可的松的化学结构式

1950年，亨奇、肯德尔和另一位发现肾上腺皮质激素及其结构和生理效应的化学家赖希斯坦（Tadeus Reichstein）共同获得了诺贝尔生理学及医学奖，创下了诺贝尔奖颁发速度的最快纪录。

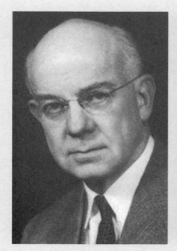

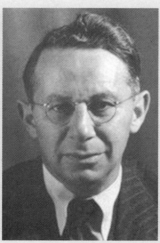

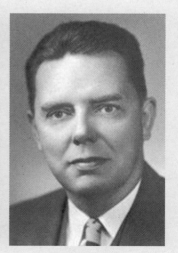

Edward Calvin Kendall　　　　Tadeus Reichstein　　　　Philip Showalter Hench

1950年诺贝尔生理学或医学奖得主肯德尔（左）、赖希斯坦（中）和亨奇（右）

结语

    可的松的发现开拓了糖皮质激素的使用，在当时曾被认为是"万能药"。随着可的松的发现，药学家们随后又发现了多种糖皮质激素。糖皮质激素虽然具有较强的抗炎作用，但是也存在副作用，如造成用药者脂肪向心性堆积，造成"满月脸""水牛背"等，还会影响体内的水盐代谢。于是，药学家们对天然存在的糖皮质激素进行了结构改造，开发了一批作用效果好、副作用小的糖皮质激素类药物，如地塞米松、泼尼松、倍他米松等，目前仍在临床上广泛使用。

可的松   发展   ⟶   地塞米松
泼尼松
倍他米松

"前辈"   "后辈"
（现用较少）   （目前临床用得较多）

"狂犬病" 的屏障
——狂犬病疫苗

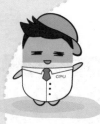

导语

　　狂犬病是由狂犬病毒引起的一种烈性传染病。此病通常为患者被疯狗咬伤后传染所致，并且发作时患者会非常怕水，因此狂犬病又称"疯狗症""恐水症"等。狂犬病的病死率几近100%。在狂犬病疫苗出现之前，世界上每年死于狂犬病的人数不亚于一场小型战争。直到19世纪末，法国科学家巴斯德发明出了狂犬病疫苗，才改变了这一切。

狂犬病的前世今生

狂犬病（rabies）一词源于梵语"rabbahs"，意为"狂暴"。另外，它还有另一个英文名"hydrophobia"，即"恐水症"，因为这个疾病发作时患者会出现极度怕水、怕风等症状。

在古巴比伦、中国、印度、波斯、希腊和罗马留下的诸多文学作品中，记载了一种与狂犬病病症十分相似的疾病。尤其是在中国古代留下了许多关于"瘛咬病""恐水病""疯狗病"的记载，它们有着与狂犬病相似的来源、病症和临床表现，被认为是狂犬病在古代的别称。

早在公元前556年的春秋战国时期，《左传》中即有记载："十一月，甲午，国人逐瘛狗（狂犬病狗）入华臣氏，国人从之"。东晋时期葛洪所著的《肘后备急方》中更是创新性地记载了狂犬病的治疗方法——"乃杀所咬之犬，取脑敷之，后不复发。"即取咬人的犬脑（需经过处理）敷于患者的伤口处，则可以起到治疗狂犬病的效果。这一方法看似凶险，却大有以毒攻毒的意味。无独有偶，

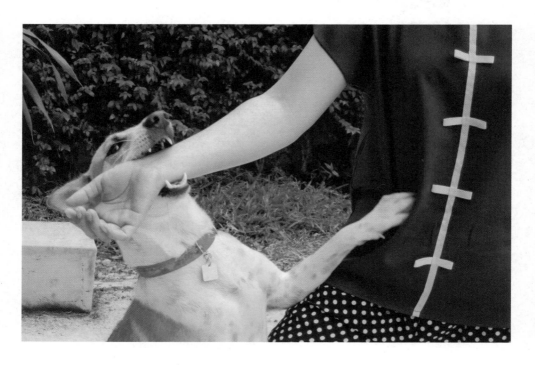

葛洪取犬脑治疗狂犬病的方法，竟与千年后被誉为"微生物学之父"的法国著名科学家巴斯德研制狂犬病疫苗的思路不谋而合！

人类对于狂犬病毒的科学研究始于19世纪初，欧洲工业革命的繁荣带来了科技领域的蓬勃发展，促使科学家们将目光聚焦到当时社会频发的疯狗咬人事件。1804年，德国科学家任克（Georg Gottfried Zinke）用疯狗的唾液感染了兔子和鸡，正式拉开了对狂犬病进行科学研究的序幕。几年后，法国医生马让迪（Francois Magendie）与布莱斯切特（Gilbert Breschet）用得了狂犬病的患者唾液感染了狗，证实了该病在人与动物身上发病病程的相似性。然而，从此以后，人类对疯狗咬伤依然束手无策，只能在忐忑不安中等待命运的判决。直到巴斯德这位科学巨匠的科学研究付诸实践，才改变了此类患者的命运。

科学巨匠巴斯德

路易斯·巴斯德（Louis Pasteur）是19世纪最伟大的科学家之一，是近代微生物学的奠基人。1822年12月27日，巴斯德出生于法国东部的汝拉省多尔城。他从小便展现出异于常人的观察力和思辨能力。当时正值科技革命时期，科学技术的飞速发展使得巴斯德对化学与生物学领域产生了极大的兴趣。1847年，年仅25岁的巴斯德从巴黎高等师范学院毕业，获化学科学博士学位。毕业后，他一直投身于科学实践的最前沿。

巴斯德一生进行了多项探索性的研究，建立起了细菌理论，并将他的研究成果用于解决实际问题。我们今天喝的"巴氏消毒奶"采用的就是巴斯德发明的灭菌消毒方法。巴斯德研究了发酵现

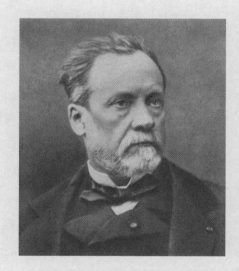

路易斯·巴斯德（Louis Pasteur）

象，发现了酵母菌、乳酸菌。他在1857年发表的"关于乳酸发酵的记录"被微生物学界奉为经典之作。巴斯德还先后解决了蚕瘟、鸡霍乱和炭疽病等多种在当时席卷社会的疾病。

在巴斯德开始研究狂犬病时，他已然是法国科学界的泰斗。他在病原微生物研究领域取得的巨大成功，激励了他寻找当时在欧洲肆虐的狂犬病的防治之道。

确定"罪魁祸首"

与蚕瘟、鸡霍乱和炭疽病这些由细菌感染所引起的疾病不同，狂犬病是一种由病毒引起的传染病。然而，在19世纪那个连病毒都未被发现的年代里，仅仅是找到狂犬病的病原体都十分困难，又何谈治疗狂犬病！

对于那些被动物咬伤的患者，人们会迷信地采取强制措施——用烧红的烙铁烫伤伤口。当时的欧洲人相信，火焰与高温可以净化一切事物，包括肉眼所看不见的细菌。这一残酷的治疗方法不仅没有科学依据和治疗效果，更是对患者的进一步折磨。仅仅在法国，每年就有数百人死于狂犬病。人们的生活变得提心吊胆，生怕遭遇突然出现的疯狗袭击。在人们的期盼下，1882年，已经年过六旬的巴斯德开始着手研制狂犬病疫苗。

在研究狂犬病疫苗之前，最重要的是要找到病原体，到底是什么使动物发病？由于狂犬病通常是被疯狗咬伤而导致，巴斯德首先将目光锁定在疯狗的唾液上。他和助手们冒着被咬伤的危险，将疯狗带到了实验室。为了防止样品的流失，巴斯德甚至跪在疯狗的面前收集唾液！此时，巴斯德与疯狗的距离只有短短的几英寸，这也是巴斯德与死亡的距离。

收集到足够的唾液后，巴斯德将其接种到家兔身上。不出所料，家兔全部染病死亡，证实了狂犬病的病原体确实藏匿于疯狗的唾液中。可奇怪的是，显微镜下根本无法观察到任何病原体的踪迹。于是巴斯德大胆猜测，引起狂犬病的是一种极其微小的微生物，并称之为"virus（病毒）"。这是一个突破性的观点，极大地推动了后世人类病毒学的研究。

紧接着，通过对狂犬病的发病过程和临床表现进行观察分析，巴斯德认为狂犬病毒主要损害的是患者的中枢神经系统，而非传统的通过血液发生作用。为了证明这一推断，他把病原体分别接种到健康狗的脑部和血液中。结果脑部接种的狗全部死亡，血液接种的狗根本没有发病。由此推断得到了证实：病毒需要到达中枢神经系统才能开始祸害患者，而在这之前，被咬的人不会发病。这也解释了为什么狂犬病会有一段潜伏期。虽然无法观察到狂犬病毒，但这次实验之后，巴斯德得到了含有大量狂犬病毒的载体——疯狗脑髓。研究至此，狂犬病疫苗的研制已经初见曙光。

狂犬病疫苗诞生

巴斯德为家兔接种了含有狂犬病毒的疯狗延髓液，在家兔死亡后迅速取出其延髓液接种到另一只家兔的脑部进行兔脑传代，最终使家兔能恒定地在第6天或第7天发病和在第9天或第10天死亡。就这样，获得了具有恒定毒力的材料之后，巴斯德采取了与控制鸡霍乱病菌同样的方法，将毒力恒定的兔脊髓暴露在空气中自然干燥，再次降低毒力。他将这些处理过的兔脊髓悬液注射给了23条健康犬，结果这些实验犬没有发病，并且它们都获得了对狂犬病的免疫力。狂犬病疫苗的动物实验大获成功，雏形初现。

然而，狂犬病疫苗的人体试验却受到了极大的阻碍。这一阻碍并非来源于研究的困难，而是外部社会。因为当时的欧洲社会人权与法律制度已经十分完备，将人作为试验对象是明令禁止的。

1885年7月6日，一个名叫迈斯特（Joseph Meister）的小男孩在家人的陪同下来到了巴斯德的实验室。年仅九岁的迈斯特在三四天前被疯狗咬伤，身上的伤口多达14处，别的医生认为孩子存活无望，他的家人十分绝望无助。在听说巴斯德的狂犬病疫苗动物实验成功后，他们犹如抓住了救命稻草，苦苦哀求巴斯德救治这个可怜的小男孩。那时，身为法兰西学院院士的巴斯德早已荣誉加身，是法国人心中的英雄，但看着一个年幼脆弱的生命即将在自己的眼前消失，

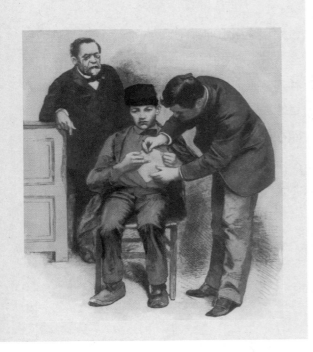

他什么也顾不得了。巴斯德决定为小迈斯特注射狂犬病疫苗。这也是该疫苗第一次在人类身上应用。

巴斯德在十天中连续给少年注射了十几针不同毒性的疫苗。伴随着焦虑，巴斯德度过了一个又一个无法安睡的夜晚。一个月过去了，迈斯特依然健康，没有任何发病迹象，后来安然回家了。巴斯德一直悬着的心也逐渐放了下来。狂犬病疫苗的人体试验宣告成功，这个消息轰动了整个世界。一时间，无数患者上门拜访巴斯德，向他寻求帮助。对此，医者仁心的巴斯德来者不拒，在不到一年的时间里，就为近千名被咬伤的人注射了疫苗。更为难得的是，他根本就没有申请专利并以此为自己谋利。他不吝于与世界分享自己的治疗方法，世界各国先后引进了狂犬病疫苗。可以说，巴斯德的功绩造福了全人类！

其实，在为小迈斯特注射狂犬病疫苗时，有人提出"把孩子当试验品是不道德的"这样的论调。这并非没有道理，难免会有人揣测巴斯德为了自己的科研实验而不顾一个孩子的生命。对此，巴斯德只是淡淡地回应道："我确定我是在救一个孩子的命，而不是在试验我的疫苗。"如果不采取任何措施，迈斯特注定难逃一死。巴斯德用他的名誉作为赌注，挽救了一个小男孩的一生。

为表彰巴斯德在狂犬病研究领域作出的贡献，法国政府于1888年在巴黎建立了巴斯德研究所。今天，巴斯德研究所已成为世界著名的生物医学研究中心。1895年9月28日，巴斯德与世长辞。生前，巴斯德将自己绝大部分收入用于实验室的扩建和生物研究实验。为了纪念巴斯德的功绩，人们将每年的9月28日定为"世界狂犬病日"。

结语

　　怀揣一颗仁爱之心的巴斯德，对微生物学、免疫学、医学，尤其是微生物学，作出了不朽的贡献。狂犬病，这个令人谈之色变、致死率高达100%的疾病被巴斯德击败了，他在多种疫苗研究上的指导思想也成为后来免疫学研究的基石。在科学的道路上，严谨和坚持是走向成功的必要条件。正如巴斯德所说，"我唯一的力量就是我的坚持精神。"

降血脂药物的"开拓者"
——洛伐他汀

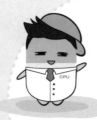

导语

　　他汀类药物是一类治疗高胆固醇血症的常用药，"他汀"是英文词尾"-statin"的音译，有这类词尾的药物有个非常拗口且难记的学术名词，叫"羟甲基戊二酰辅酶A（HMG-CoA）还原酶抑制剂"，相比之下，"他汀类药物"更好记忆。洛伐他汀是第一个上市的他汀类药物，此后，又有许多其他的他汀类药物相继问世，在高胆固醇血症的治疗方面作出了重要的贡献。

隐秘的"炸弹"——高胆固醇血症

根据2021年世界卫生组织（WHO）统计的数据，心血管疾病仍是全球人类主要的死亡原因之一。2019年，全世界约有1790万人死于心血管疾病，这占据了全球死亡人数的32%，而导致心血管疾病的"罪魁祸首"之一就是高胆固醇血症。

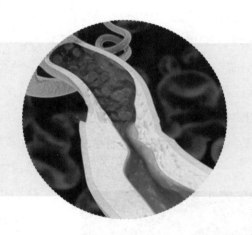

胆固醇这个词我们并不陌生，在日常生活中经常听到"某个食物胆固醇含量高"这样的说法，感觉胆固醇不是啥好东西，越少越好。其实，胆固醇在人体中是个非常重要的物质，它是维持人体细胞膜结构，合成人体所需重要激素、胆汁、维生素D等的重要物质之一。但是，如果人体内胆固醇太多，已经远远超出了正常生理需求，并且也超过了人体的代谢能力，富余的低密度脂蛋白胆固醇就会附着在血管壁上，易导致高胆固醇血症，形成动脉粥样斑块，继而引发动脉粥样硬化、冠心病等疾病，甚至导致心肌梗死、脑梗死等一系列心脑血管疾病。可以说，高胆固醇血症就是蛰伏在人体内部的一颗"不定时炸弹"。

胆固醇大体上分为两种：低密度脂蛋白胆固醇（LDL-C）和高密度脂蛋白胆固醇（HDL-C），其中低密度脂蛋白胆固醇是引起心血管疾病的罪魁祸首，也被称为"坏的"胆固醇；而高密度脂蛋白胆固醇不仅不会引起心血管疾病，还能促进外周组织中胆固醇的消除，是能够抗动脉粥样硬化的脂蛋白，也被称为"好的"胆固醇。他汀类药物主要降低低密度脂蛋白胆固醇这种"坏的"胆固醇，还具有轻微的升高高密度脂蛋白胆固醇这种"好的"胆固醇的作用。

先行者——美伐他汀

20世纪50～60年代，越来越多的科研和临床研究数据表明，血液中胆固醇水平的升高，特别是低密度脂蛋白胆固醇水平的升高，会增加人体患心血管疾病的风险。20世纪70年代，虽有烟酸、氯贝特、消胆胺等一系列降胆固醇药物被引入临床，却无一兼具安全性和有效性，降低胆固醇水平的理想药物还是需要进一步去寻找。

日本科学家远藤章被誉为"他汀之父"，他发现了第一个他汀类药物——美伐他汀。远藤章自幼在农场长大，痴迷于观察和研究各类真菌。1957年，在获得日本东北大学农学部学士学位后，远藤章供职于东京的三共制药公司。受弗莱明和青霉素研发故事以及幼年生活经历的影响，他对研究真菌并从真菌的代谢物中寻找药物产生了浓厚的兴趣。1959年，他从葡萄寄生真菌 *Coniothyrium diplodiella* 中首次发现了一种酶。后来这种酶成功上市，被用于水解受污染的葡萄酒和苹果酒中的果胶。而基于这种酶的研究，也让他成功获得了日本东北大学的博士学位。

在纽约阿尔伯特·爱因斯坦医学院从事了两年有关磷脂的研究后，远藤章了解到高胆固醇与冠心病之间存在着一

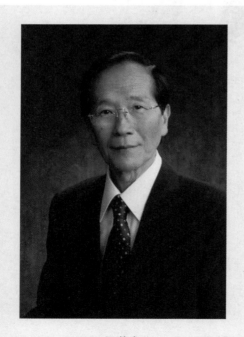

远藤章

定的联系。他开始将注意力转向了胆固醇的生物合成。

胆固醇是人体合成甾体激素和胆汁酸的重要原料。我们可以通过食物获取胆固醇。当膳食结构中缺乏足够的胆固醇来支撑身体需要时，人体内会自动合成一定量的胆固醇；当饮食中胆固醇含量较高时，体内的胆固醇合成则会自动停止。人体中胆固醇的生物合成需要30步反应，在我们人体中一些酶的生物催化下，胆固醇的合成温和且高效。

1971年，远藤章携手三共制药公司的黑田博士开始寻找治疗高胆固醇血症的良药。在胆固醇近30步的复杂合成过程中，有一种被称为"羟甲基戊二酰辅酶A（HMG-CoA）还原酶"的重要催化酶，它在胆固醇生物合成过程中起到决定作用，是控制胆固醇合成步骤的限速酶。远藤章推测，通过抑制HMG-CoA还原酶，可阻止胆固醇的生物合成，从而降低人体的胆固醇水平。他们还假设，既然真菌和动物类似，都要依靠胆固醇来建立细胞膜，那么，真菌体内也可能会存在天然的 HMG-CoA还原酶抑制剂。真菌会通过干扰胆固醇合成来抑制和攻击对方，为自身生存和发展赢得机遇。

1971年起的两年间，远藤章教授团队夜以继日，累计筛选了6000种真菌提取物，均一无所获。绝望之际，他们幸运地从京都一家粮食店里的发霉橘子上提取了附着于表面的橘青霉菌。远藤章发现这种真菌的提取物能有效抑制胆固醇的合成。他们又从橘青霉菌中成功分离出了强效的HMG-CoA还原酶竞争性抑制剂ML-236B（compactin，也被称为mevastatin，即美伐他汀）。

后续实验中，美伐他汀被证实可有效降低狗、兔子和猴子体内的血浆胆固醇

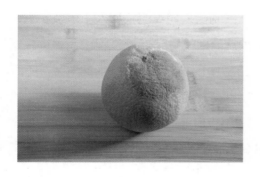

美伐他汀的化学结构式

水平。尽管如此，一些研究人员仍持怀疑态度。因为美伐他汀并不能有效降低大鼠的血浆胆固醇水平。因此，三共制药公司也停止了对于美伐他汀的后续研发工作。他汀类药物的研发工作一度陷入停滞，进入了瓶颈期。

远藤章并没有就此放弃，他认为在大鼠上实验无效，并不一定表明其在人类上也无效。不甘放弃的他找到了同公司一名正在用产卵母鸡进行实验的兽医。在运用美伐他汀后，原本高血脂的产卵母鸡体内的血液胆固醇降低了40%以上。随后，在实验犬身上，他们也观察到了胆固醇水平的降低。在远藤章的一再坚持下，美伐他汀的研发项目重新启动。然而，遗憾的是，美伐他汀在一项以狗为实验动物，为期两年的长期毒性试验中表现出了高剂量组的肠道淋巴瘤毒性。三共制药公司不得不在1980年终止了美伐他汀的临床试验。

一步之遥

美伐他汀虽然宣告失败了，但是它的发现给他汀类药物的研究带来了一丝光明，并引导着后人不断前行。1976年至1978年，基于三共制药公司与默克公司签订的合作协议，默克公司获取了关于美伐他汀的实验数据。1978年，默克公司的阿尔弗雷德·阿尔伯茨（Alfred Alberts）和他的团队从土壤的土曲霉发酵液中发现了一种有效的 HMG-CoA 还原酶抑制剂，并将其命名为洛伐他汀（lovastatin）。

而几乎同时，未看到一丝曙光的远藤章从三共制药公司离职，加入了东京农工大学继续从事相关研究。1979年2月，远藤章从红曲霉中获得了另一种HMG-CoA还原酶抑制剂，并将其命名为Monacolin K。巧合的是，Monacolin K和洛伐他汀其实是同一种化合物。

洛伐他汀的化学结构式

1980年4月，在通过动物安全实验后，

默克公司开始部署洛伐他汀的临床试验。结果表明，洛伐他汀在降低低密度脂蛋白胆固醇方面有显著效果，并无特别的不良反应。不过，这个充满希望的开端很快就被打断了。1980年，三共制药公司在发现美伐他汀潜在的淋巴瘤致病性后，停止了对于美伐他汀的临床试验。考虑到洛伐他汀与美伐他汀结构极为相似，默克公司出于药物安全性考虑，也终止了对于洛伐他汀的临床试验。

柳暗花明，辗转上市

1982年，一系列在高风险患者中开展的小规模临床研究，又重新点燃了科学界对于洛伐他汀研究的希望。在美国得克萨斯州以及俄勒冈州开展的研究中，科学家们发现默克公司提供的洛伐他汀可显著降低低密度脂蛋白胆固醇水平，且不良反应微乎其微。

多次动物安全性研究也表明，洛伐他汀并没有展现出类似美伐他汀的毒性。1983年，在进行激烈的内部长期讨论后，默克公司决定在心肌梗死风险较高的患者人群中，重启对于洛伐他汀的临床研究。

尽管洛伐他汀已被证实在小范围的短期临床研究中安全有效，但其安全性能否通过长期的大规模临床试验和动物毒性实验研究，仍是个未知数。好在洛伐他汀经受住了临床试验的考验，其安全性和有效性得到了认可。1987年，默克公司申请的洛伐他汀获得了美国食品药品管理局（FDA）的批准，成为第一个商业化的他汀类药物。

"他汀"家族的壮大

洛伐他汀上市后，辛伐他汀、氟伐他汀、阿托伐他汀、瑞舒伐他汀等他汀类药物相继问世，在降胆固醇药物市场上大放异彩。然而，2001年，美国食品药品管理局（FDA）药物不良反应监测中心接到美国各地发来的有关西立伐他汀存在严重副作用的多起事故报告：在美国服用这一降脂药的患者中，共计发现有400多例横纹肌溶解症，其中31人不治身亡。之后，拜耳主动将其撤出国际市场。这一事件也引起了大家对他汀类药物的关注，好在后来证明这只是西立伐他汀的个案特点，其他的他汀类药物才继续在临床使用。其中辉瑞公司的阿托伐他汀（商品名为"立普妥"）是所有他汀类药物中最为成功的。1997年，立普妥获美国食品药品管理局（FDA）批准上市。2006年，立普妥的销售额更是达到了令人咋舌的最高峰——129亿美元，并曾经多年占据畅销药榜首。

结语

他汀类药物的问世，可以说是多有坎坷。目前，他汀类药物仍然是治疗高胆固醇血症最为广泛使用的药物，它将冠心病等心血管疾病从不可预防转变为可预防。

在他汀类药物的研发过程中，远藤章教授功不可没。虽然他并未成功研发出首个上市的他汀类药物，但美伐他汀的研究给予了其他学者与药学家更多的启发与思考。在药物研发的背后，总有些默默付出的"隐形功臣"，同样值得我们尊重与铭记。而前赴后继、不计得失的科学家精神则永远是熠熠闪光的不朽瑰宝。

精神病药物疗法的开端
——氯丙嗪

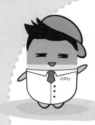

导语

　　精神分裂症（schizophrenia）也就是我们所说的"精神病"。它的发病机制复杂，病因扑朔迷离。尽管现今人们对精神分裂症的病因做了许多的研究，却仍然没有确认精神分裂症的病因。

氯丙嗪

在众多假说中，多巴胺（dopamine）假说在精神分裂症的病理机制及治疗中扮演着重要的角色，是目前科学界对于精神分裂症发病机制最主流的说法。简单而言，精神分裂症分为两种：一种是脑内多巴胺过多造成的，另一种是多巴胺并不多，但是多巴胺作用的受体过于敏感。根据这样的假说，如果切断多巴胺的作用，就可以对精神病进行治疗。以氯丙嗪为代表的早期抗精神病药物就是这么奏效的。

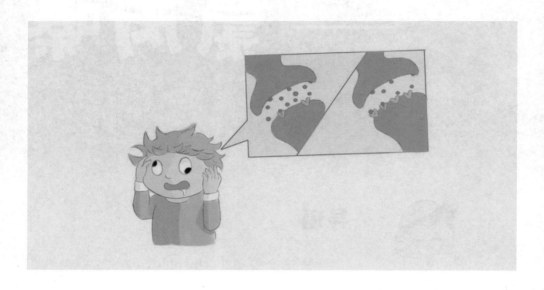

怪异疗法

在发现氯丙嗪之前，全世界对于精神病治疗可谓是十分混乱，效果却不尽如人意，还给无数的精神病患者带来巨大的心理和生理阴影。从古至今治疗方法数不胜数，如18 ~ 19世纪的电休克疗法，20世纪的胰岛素疗法、脑叶手术切除术等。

20世纪20年代胰岛素被发现后，除了降血糖作用，人们又开始研究它的新用途，其中就包括治疗精神病。德国医生沙克（Manfred Sack）发现在给予精神分裂患者高剂量的胰岛素后，患者通常会变得安静并陷入昏迷。他认为这有效地缓解了患者的症状。其实我们都知道这仅仅是因为胰岛素使患者产生了低血糖反应而造成的。但在当时的人们看来，这无疑是明显的"镇定效果"，最终胰岛素治疗备受医生和医疗机构推崇。出人意料的是，随着胰岛素治疗方法的推行，人们发现患者死亡率反而从1%上升到了10%。人们开始意识到用胰岛素治疗精神病是完全不可行的。患者因为胰岛素注射过量，会出现低血糖休克甚至死亡。

最骇人听闻的就是葡萄牙神经外科医生莫尼斯（António Egas Moniz）于1935年发明的前脑叶白质切除术（lobotomy）。这种手术将前脑叶白质切除器具刺入颅腔，捣毁患者的一块脑区。这项手术后来经美国医生弗里曼（Walter Freeman）"改进"，仍然十分恐怖。据当时的目击者称："患者在接受电击后陷入无意识状态，然后弗里曼拿着尖利的'切断器'，从患者眼窝附近把它由头部骨缝敲入脑部，然后前后移动，以达到损伤前额叶的目的。整个手术过程只需10分钟，在任何地方都可进行，而且不需要外科医生的协助。"弗里曼一生中曾为3439例患者做了这种手术，死亡率高达14%。存活下来的人则落下了各种各样痛苦的后遗症。而发明者莫尼斯因为这项先锋性的研究，还获得了1949的诺贝尔生理学或医学奖。由是观之，即使是当时最前沿的学术研究者对精神病也所知甚少。直到1954年氯丙嗪获得上市批准用于治疗精神分裂症，才使得前脑叶白质切除术逐渐退出历史舞台。

偶然的发现

氯丙嗪属于一类被叫作"吩噻嗪类"的药物。吩噻嗪类药物的衍生物早在1883年就已合成。20世纪30年代，人们将吩噻嗪类药物用作驱虫药、尿道防腐剂和杀虫剂。1950年，罗纳·普朗克公司在研究抗疟疾药物时，发现一些吩噻嗪类药物具有抗过敏作用，于是就干脆开始从事抗过敏药研究，并开发出了一种名为"异丙嗪"的药物上市销售。可是，异丙嗪在上市后虽然表现出比较好的抗过敏作用，但却具有让人嗜睡这样的副作用。特别是服用了异丙嗪再去开车或者从事一些有危险性的工作时，服药者很可能因为犯困而出现问题。法国巴黎的一位海军外科医生拉布里特（Henri Laborit）甚至尝试着将它作为强化麻醉剂，以挽救在战争中因流血过多而休克的士兵。这一事件激发了人们对这类化合物的强烈兴趣，罗纳·普朗克公司也立即再调转方向，着手将这种结构类型的抗组胺药物开发为作用于中枢神经系统的药物。改造的具体思路就是进一步增强镇静作用，去除抗过敏作用。

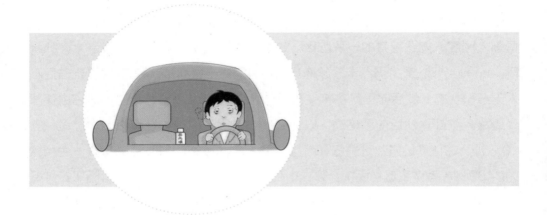

　　1950年底，化学家卡本提（Paul Charpentier）通过改造异丙嗪结构，合成了一种新的化合物——氯丙嗪。1952年，那位用异丙嗪作为麻醉剂的法国医生拉布里特在对氯丙嗪进行临床试验后，发现氯丙嗪有使患者情绪稳定、镇定的效果，因此建议氯丙嗪可以用来治疗精神病。随后，精神病学家迪勒（Jean Delay）和邓尼克（Pierre Deniker）将氯丙嗪试用于具有狂躁表现的患者，结果这种物质表现出独特的镇静作用，还不会影响患者的意识。1954年，氯丙嗪获得美国食品药品管理局（FDA）批准，以商品名"索拉嗪"上市销售。自此，氯丙嗪在临床上开始了广泛的应用，也终于拉开了精神病药物科学治疗的帷幕。在麻醉和外科中使用后发现，这种药物具有很强的镇静作用，甚至可以用于手术室中的人工冬眠，所以氯丙嗪还有另外一个名字——"冬眠灵"。

　　1957年，人们发现了多巴胺后才认识到，氯丙嗪的作用机制是通过阻断多巴胺传输来降低脑内多巴胺的水平，从而对精神分裂症起到治疗作用。

从驱虫药演变为抗过敏药再被开发为抗精神病药，这就是精神病药物疗法"第一药"氯丙嗪的诞生过程。

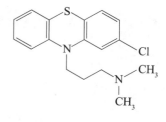

氯丙嗪的化学结构式

时代的更替

作为治疗精神病的第一代药物，氯丙嗪具有非常重要的历史意义，它的发现改变了精神病患者的治疗方法，在西方国家掀起了非住院化运动，预示着收容所里痛苦和令人绝望的治疗就此终结。后续，科学家们又对氯丙嗪进行了进一步的改造和优化，开发了许多效果更好的同类型药物。由于有些精神病患者在用药时会不配合，还开发了长效药物，这样两周甚至一个月吃一次药就能控制住病情了。然而，以氯丙嗪为代表的第一代抗精神病药物（我们称之为"经典抗精神病药物"），其作用因为缺乏选择性，会产生比较大的副作用，包括面容呆板、动作迟缓、肌肉震颤、流涎等类似帕金森综合征样症状，医学上叫"锥体外系反应"；此外，患者在服用药物后，受日光照射皮肤会产生红疹，因此患者服用氯丙嗪后还应注意避免晒到太阳。

由于许多典型抗精神病药具有副作用，新一代的抗精神病药物（或称为"非经典抗精神病药物"）被研发出来。非经典抗精神病药物对靶标作用强且选择性高，起效迅速，不良反应少，特别是基本不会产生锥体外系反应。如今，作为抗精神病药物的鼻祖，氯丙嗪已退居二线用药。但是不可否认，氯丙嗪开创了精神分裂症治疗药物的新时代。《英国医学杂志》曾经把氯丙嗪列入其创刊以来最伟大的医学发现，它标志着真正的生物学和社会心理精神病学时代的到来。

结语

　　辗转千百年，无数我们熟知的天才因身患精神病而痛苦不已，如一生与焦虑症斗争的达尔文，饱受精神分裂症折磨的梵高等才华横溢的天才。

　　氯丙嗪的问世，掀起了精神病治疗史上的一场前所未有的革命。氯丙嗪为精神病患者带来了曙光，不仅使他们的病情得到缓解，更重要的是摆脱了以前那些千奇百怪、令人毛骨悚然的治疗手段，是精神病药物治疗史上一个伟大的里程碑。

降血压"神器"
——氯沙坦

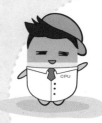

导语

　　随着人们对高血压的病理机制逐渐熟悉，多种类型的抗高血压药物被开发出来。目前，临床上使用的抗高血压药物种类很齐全，我们可以对各种类型的高血压给予很好的控制。"沙坦"类药物是目前临床使用的一线抗高血压药物，而"沙坦"类药物的鼻祖就是这里要介绍的氯沙坦。

氯沙坦

"普利"类降压药的副作用

卡托普利诞生以后，陆续有一些其他的"普利"类药物被开发出来。它们的作用机制是一样的，即通过抑制血管紧张素转化酶而减少血管紧张素II的产生，达到控制血压的目的。然而，血管紧张素转化酶不仅会将血管紧张素I转化为血管紧张素II，也会破坏缓激肽。因此血管紧张素转化酶在受到抑制后，人体内缓激肽的水平会升高。缓激肽是一种炎症介质，会引起干咳，发生率约为20%，还可能导致皮疹、瘙痒、面部潮红等症状。这也是"普利"类药物共同存在的副作用，这个副作用无法克服，因为这和它的起效机制是相辅相成的。

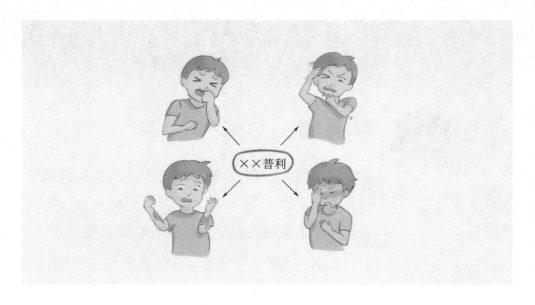

降血压"新思路"

血管紧张素I通过血管紧张素转化酶的"活化"而生成血管紧张素II，血管紧张素II通过与血管紧张素II受体结合才会产生血压升高作用。普利类抗高血压药物的作用机制是"不让血管紧张素II"产生。那么，如果"不让产生的血管紧张素Ⅱ和受体结合"是不是也可以起到同样作用，并且还能避免普利类药物的副作用呢？科学家们从这个思路出发，开始了新一代降血压药物的开发。

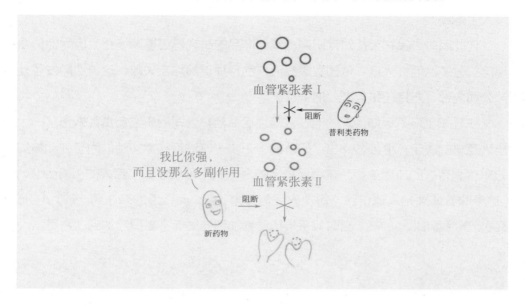

氯沙坦的曲折发现之路

　　杜邦（DuPont）公司是一家早期靠石油发家的名不见经传的小公司。为逐渐扩大业务，该公司于19世纪70年代开始涉足医药和生命科学领域。1982年，具有二十几年研发经验的泰伯（Robert I. Taber）加入杜邦公司，主管医药研发。上任之后，他清理了杜邦公司原本混乱的研发项目，明确了公司的医药开发方向，认为研发针对血管紧张素Ⅱ受体的降压药物具有非常大的市场潜力。于是，杜邦公司开始大力投入对血管紧张素Ⅱ受体的研究，但是直到1982年底，研究也没有什么进展，陷入了停滞状态。正在一筹莫展之时，研究人员在查找文献时，意外发现日本武田制药公司发表的两项专利指向了两种小分子血管紧张素受体拮抗剂，但其活性很弱。

　　这一发现令杜邦公司的研究人员看到了新的研究方向。杜邦公司首先合成了武田制药公司专利中的化合物，命名为S-8307。但是接下来的研究却令研究人员大失所望，S-8307的活性非常差。如果想要起到降血压的作用，用药者得用吃饭的量来吃药，而这在临床应用上是不可能实现的。这样的结果让研究又一次陷入了困局。

与此同时，其它公司对武田制药专利产品的研究已经逐渐终止，因为他们发现这些分子的活性太低，试图提高其活性的各项试验均告失败，这再次触发了杜邦公司内部"坚持还是放弃"的争论。

在S-8307不尽如人意的活性试验之后，杜邦公司的研究负责人做出了一个出人意料的决定：继续S-8307研发的下一步——进行动物实验。为了在动物实验中达到有效的血药浓度，在小鼠身上的S-8307用量达到了惊人的100mg/kg（这意味着如果是人体试验，每次的服药量为7克，而普通的降压药一般为0.05克）。事后泰伯回忆说："当时似乎是把动物加到药里而不是把药加到动物里。"

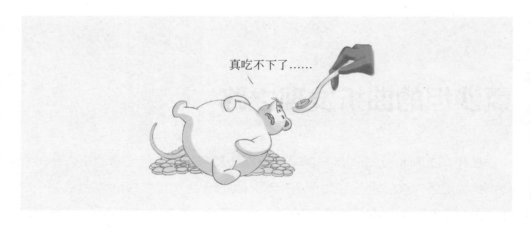

真吃不下了……

然而，实验结果却让人喜出望外。尽管S-8307的活性微弱，但是却显出惊人的优点：S-8307只结合血管紧张素Ⅱ受体，对其他受体没有什么作用。这就意味着这个化合物虽然活性差，但是副作用很小。那么，就对它进行改造吧，这是药物化学家的强项。

他们通过计算机模拟出S-8307与靶标的结合情况，对S-8307进行了结构改造。历经两年时间，杜邦公司的药物化学家得到了代号为EXP-6803的化合物，效果比S-8307好100倍，可是口服却无效。这个时候，公司对这个项目的忍耐也快到极限了。管理层下令，如果在6个月内，还不能获得口服有效的化合物，就停止这一研究课题。研究人员顶住压力，对整个项目进行了深入的分析和探讨。药物要能被吸收就需要有一定的亲脂性（亲油性）才行，而EXP-6803亲脂性太差，所以口服才不被吸收。这样，剩下的目标就是提高EXP-6803的亲脂性，这个对于药物化学家来说是小菜一碟。在一番"猛如虎的"操作之下，氯沙坦诞生了。氯沙坦的活性是S-8307的1000倍，并且口服有效。更令人惊喜的是，通过临床试验发现，氯沙坦在体内有一个代谢物叫EXP-3174，EXP-3174的作用是氯沙坦的10倍，是S-8307的10000倍，而且EXP-3174的代谢速度比氯沙坦更慢一些。

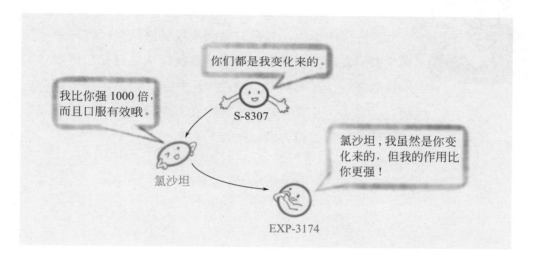

抗高血压药王牌

1995年4月，氯沙坦获得美国食品药品管理局（FDA）批准上市。氯沙坦的新作用机制使其具有高效、持久、副作用小等优势。在其刚投入市场时，预估的年销售额只有2亿美元，但是出人意料的是氯沙坦凭借自身出色的优势迅速地占据了市场。氯沙坦成为名副其实的"重磅炸弹"药物，狠狠地炸开了高血压药物市场。截止到2005年，该药物取得了高达30亿美元的年销售额。其后，各大制药公司以氯沙坦为模板，又陆续上市了许多"沙坦"类药物。

今天，高血压药一线用药种类有很多种，而沙坦类药物是全球处方量最多的一类降压药。氯沙坦作为第一个问世的沙坦类药物，至今仍占有一席之地。氯沙坦为沙坦类药物销量排行第三的药品（第一位缬沙坦、第二位厄贝沙坦）。据2020年的统计数据，氯沙坦在中国公立医疗机构终端销售额超过17亿元，在药店零售端的销售额也超过了3.6亿元。在今天与各种降压药物的竞争中，氯沙坦的存量市场仍能达到20亿元左右。

结语

　　氯沙坦的诞生，是多方面因素成就的结果。首先是科学家们发现问题的敏锐眼光，其次是认准目标后坚韧不拔的坚持，还有面对风险的大胆挑战。当然，在新药研究过程中，也含有幸运成分。在科学研究中，不要在挫折面前退缩，也许再跨一步，再迈一步，就会迎来胜利的曙光。

毁誉参半的"疼痛克星"
——吗啡

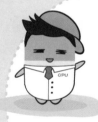

导语

　　对于疼痛，人们都会出于本能地表现出抗拒。比如，在不小心接触到滚烫的物品的瞬间，我们会迅速将手收回以免被烫伤。可以说，疼痛是我们自身对于危险的预警机制，对我们具有一定的保护作用。在医学领域，疼痛更是指示疾病的重要依据。然而，疼痛是一种令人不快的感觉，特别是一些比较剧烈的疼痛会让人难以忍受。因此，人类很早就开始寻找一种能祛除疼痛的药物。随着吗啡的出现和各种人工合成镇痛药的发展，人们战胜疼痛有了多种武器。这里，我们来看一下镇痛药的鼻祖——吗啡的故事。

"梦神之花"的宝藏

　　早在新石器时代，在地中海东海岸群山中游历的人类祖先就已经发现了罂粟。公元前4000年，在美索不达米亚半岛南部生活的苏美尔人开始有计划地种植罂粟。如果将罂粟未成熟的果实割开，收集流出的乳白色浆液并将其阴干，便会得到一种黑色膏状物，这就是阿片（opium），也称为鸦片。古希腊著名的医生盖伦曾记载，用阿片可以治疗头痛、咳嗽、腹痛等疾病。除了药用疗效，罂粟花奇特美丽的外表也吸引了许多奴隶主为了观赏而去种植。但由于阿片杂质含量太多，容易掺假，且成瘾性太强，医生们并不愿意使用。于是科学家就开始设法从中提取它的有效成分。

　　1806年，德国药剂师泽尔蒂纳（Friedrich W. Sertürner）经过反复的研究，从这些看起来黢黑的鸦片膏中提取到了一种白色固体。经过测定，这种物质在阿片中的含量高达7%～14%。他猜测，这种白色固体的成分可能正是阿片产生药效的成分，具有重要研究价值。为了验证自己的猜想，泽尔蒂纳将这种

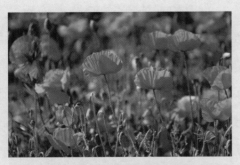

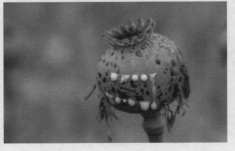

白色粉末放到狗食里喂给狗吃。结果正如他所料，这些狗很快就陷入了深度睡眠。即使用木棍敲打它们，可怜的小狗也毫无反应。再后来，为了进一步验证自己的研究结果，泽尔蒂纳准备以身试药。他叫来几个朋友，和他们一起服用了这些白色粉末，结果这几位胆大人士昏睡了好久才慢慢苏醒。就这样，泽尔蒂纳终于证明了这些白色粉末就是鸦片中的活性成分，并用古希腊神话中的梦神墨菲斯（Morpheus）将其命名为"吗啡（morphine）"。

吗啡"亮相"

1827年，默克公司开始生产和销售吗啡制品。次年，法国医生巴利（V. Bally）探究了吗啡的功效、剂量与效果的关系，研究了哪些物质可以增强或削弱吗啡的效果。当时，这些吗啡制品被宣传为阿片的替代品，可以缓解患者对于阿片的成瘾和依赖。因此，人们错误地将吗啡看作是没有任何副作用的麻醉剂。但是，在使用过程中，人们发现吸食吗啡制品的人同样会对吗啡产生严重的依赖，只能不断增加剂量以求获得相同效果。医生对此也大惑不解，只能给患者开更多的吗啡以暂时缓解这种痛苦。

1853年，注射器的发明更加推动了吗啡的流行。通过注射，药物经胃肠道时产生的损耗大大减少，这使得吗啡的药效更为显著，并且起效迅速。吗啡很快风靡全球。

"天使"与"魔鬼"之争

19世纪中期，曾经被誉为"神药"的吗啡走上了与阿片相同的道路。在战争时期，大量吗啡被投入战场，用于缓解生活在恶劣环境下的士兵的疼痛和腹泻。尤其是在美国南北战争（1861—1865年）、普奥战争（1866年）和普法战争（1870—1871年）时期，人们对于吗啡有效剂量和中毒剂量的把控十分模糊，过量的吗啡在救治伤员的过程中被无节制地大量使用。

虽然在战争中吗啡的滥用产生了极其严重的成瘾性问题，但直到普法战争后，大部分医生仍对此闭口不谈。为了继续维护吗啡"神药"的形象，他们把伤兵对于吗啡的成瘾性归结于战争引发的心理健康问题。这一现在看来漏洞百出的说辞，在当时却得到了医药公司和军事后勤部门的支持。真正受到伤害的只有那些为国而战的士兵，他们虽然借助吗啡暂时性地缓解了疼痛，但却在无意间沾染上了终身无法摆脱的吗啡毒瘾。当他们回归社会后，这些士兵出现了明显的吗啡上瘾依赖症状。一时间，"士兵病"成为吗啡毒瘾的代名词。除此以外，吗啡的滥用早已在普通大众群体中蔓延开来，一场艰难漫长的禁毒战争悄然打响。讽刺的是，这次的对手居然是昔日的"神药"——吗啡。

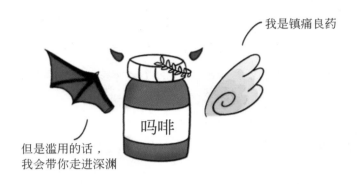

我是镇痛良药

吗啡

但是滥用的话，
我会带你走进深渊

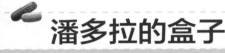

潘多拉的盒子

　　更糟糕的是，与吗啡的战争还未分出胜负，无意间人们又打开了另一扇"恶魔之门"。1897年，对就职于德国拜耳医药公司的化学家霍夫曼（Felix Hoffmann）来说，这是他人生中最辉煌的一年，也是至暗的一年。这一年，他合成了两种震惊世界的药物——阿司匹林和海洛因。阿司匹林作为首选的解热镇痛药，百年来挽救了无数人的生命，至今仍被广泛应用，而海洛因则因为其极强的成瘾性成了人人喊打的过街老鼠。

　　海洛因（heroin）在德文中的意思是"英雄式的发明"，又叫二乙酰吗啡，它是吗啡的衍生物。1874年由英国伦敦圣玛丽医院的化学家莱特（R. Wright）首次合成，但当时并没引起注意。直到1897年，霍夫曼将海洛因作为药物进行了制备，这才引起了关注。1898年，拜耳公司开始生产药品海洛因。拜耳公司为销售海洛因，展开了猛烈的广告攻势，并且毫不限制公众对海洛因的购买。然而，海洛因的成瘾性比吗啡还要强很多倍，它对个人和社会所导致的危害和后果，已远远超过了其治疗价值。海洛因的滥用，给世界各国带来了巨大的社会问题。1910年起，世界各国陆续取消了海洛因在临床上的应用许可。1912年，在荷兰海牙召开的阿片问题国际会议上，到会代表一致赞成对阿片、吗啡和海洛因的贩运进行管制。直到1931年，迫于巨大的社会压力，拜耳公司才停产了肆虐整个世界30多年的海洛因，世界各地的药房里将海洛因永久除名。海洛因，这个曾经用于治疗吗啡成瘾的药物，在被人们认清了真面目后，成了臭名昭著的毒品。即使在21世纪的今天，海洛因的戒断仍然是困扰医学界的巨大难题。

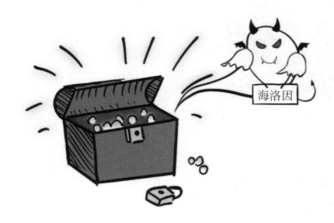

对吗啡的改造

吗啡的问世，为人类克服疼痛带来了希望，虽然在随后的发展中，发生了许多不愉快的事件甚至给人类带来了灾难，但这些仍然无法遮蔽吗啡在药物发现史上的重要地位。由于吗啡的化学结构非常复杂，直到1925年，在吗啡问世后的一百多年，牛津大学化学教授罗宾逊才首次正式确定其结构式。吗啡发现以后，科学家们对其作用机制进行了深入的研究。我国科学家

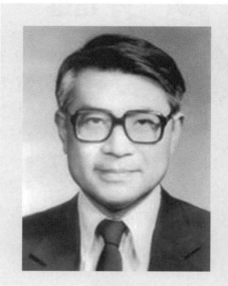

邹冈院士

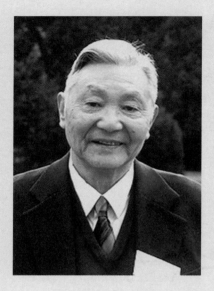

池志强院士

邹冈院士领衔的研究团队于20世纪50年代揭开了吗啡的作用机制，即吗啡是通过作用于脑部中枢神经系统产生镇痛作用的。这一结果在吗啡的作用研究中具有里程碑式的意义。

在对吗啡的研究中，人们希望能保留吗啡的镇痛作用，减少或消除吗啡的呼吸抑制以及成瘾副作用。药学科学家们以吗啡为基础，进行了大量的研究工作，开发了许多镇痛效果更好、副作用更小的镇痛药物。其中，我国科学家池志强院士开发的强效镇痛剂——羟甲芬太尼，其镇痛作用是吗啡的一万倍。除了吗啡，目前还有很多以吗啡为基础经过结构改造的药物在临床上使用，为患者提供了众多更加安全有效的镇痛药物。

结语

吗啡属于国家特殊管理的麻醉药品，其生产、购买和使用务必严格遵守国家对麻醉药品的管理条例。尽管吗啡具有较高的成瘾性，但在治疗剂量下，其止痛的益处仍远远大于缺点。WHO推荐吗啡是治疗重度癌痛的金标准用药，欧洲姑息治疗学会也认为吗啡是治疗中重度癌痛的首选药物。然而，滥用吗啡则会引起成瘾，并可能带来严重的后果。

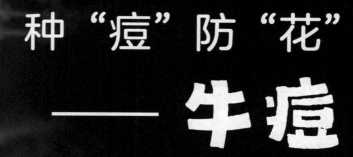

种"痘"防"花"
——牛痘

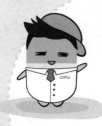

导语

　　清顺治十八年（公元1661年）正月初六，正值农历新年，整个京城的老百姓都沉浸在欢乐喜庆的过年氛围之中。家家户户张灯结彩，各处灯火辉煌，好不热闹。忽然，位于城中心的紫禁城内隐隐约约传出一阵阵低沉呜咽的丧钟之声，年仅24岁的顺治帝在养心殿驾崩了！

　　为何正值壮年的顺治帝会突然驾崩？这与人类历史上一种可怕的烈性传染病——天花有关。

牛痘

可怕的天花病毒

　　天花是一种通过空气传播经呼吸道感染的病毒性传染病，感染后患者会出现发热、恶心和呕吐症状，甚至失明。在患者的皮肤和黏膜上还会形成许多化脓性脓肿，看起来十分瘆人。这种病毒传染性极强且高度致命，绝大部分患者在发病半个月后就会走向死亡。即使侥幸活了下来，这些脓疱在愈合后也会留下难以消除的疤痕，俗称"麻子"。可遗憾的是，人类至今仍未找到能有效治愈天花病毒的方法。

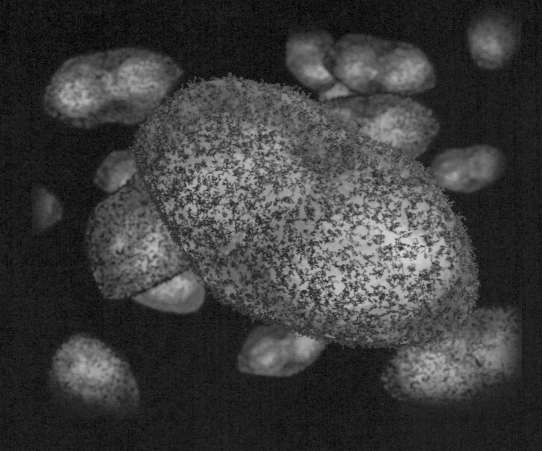

显微镜下的天花病毒

人类发现天花的历史最早可以追溯到几千年前，考古学家曾在3000多年以前保存下来的古埃及木乃伊脸上发现天花病毒留下的麻点。在世界的各个地方，诸如日本、中国、印度也都留下了关于天花病毒流行的文字记录。尤其是在中世纪的欧洲，天花病毒的肆虐使人口仅为4000万的欧洲社会雪上加霜。

欧洲大规模的天花流行始于公元6世纪，由埃及经地中海传入。到16世纪时，欧洲天花蔓延，每年发病人数以十万计，病死率高达25%～40%。18世纪时，这个数字跃升到了骇人听闻的44万。当时，每4名1～5岁的儿童中就有2～3人死于天花感染，这严重加剧了欧洲社会的年龄断层。著名的思想家伏尔泰曾写道，当时的欧洲有60%的人感染天花，这些人中有20%会死亡，幸免于难的人也可能因为感染天花而失明。无数年轻貌美的少男少女因感染天花而在脸上留下丑陋的瘢痕。我国民间也曾经有这样的俗语，"生了孩子只一半，出了天花才算全"，由此可见天花病毒的可怕。然而，基于科学层面对天花病毒的研究进展十分缓慢。

天花的"阿喀琉斯之踵"

在前面提到过，清朝顺治皇帝年仅24岁去世，他当时就是感染了天花。爱新觉罗·玄烨（也就是后来的康熙皇帝）在不到两岁的时候，虽然千防万防，也还是染上了天花。值得庆幸的是，在乳母的悉心照料下，玄烨没有被天花击倒，他活了下来，但在他的脸上留下了麻子。在很长一段时期里，人们知道患天花病的幸存者能够拥有免疫力，不会再患第二次。

因为天花的"终身免疫"，16世纪中叶的明朝时期，我国的劳动人民就创造性地发明了"人痘"，到了清康熙年间，接种人痘已经风行全国，而且技术也相当完善了。在18世纪，人痘接种术传入英国，在英国流传达四十年之久。所谓人痘接种法，就是将天花患者的脓疮挑破，取出少量脓液接种到正常人的身上，使其染上比较容易治愈的轻症天花。当这些轻症天花患者痊愈后，体内会产生天花病毒的抗体，对其产生免疫作用。但是这种方法很危险，因为接种天花的大部分都是抵抗力较差的小孩子，他们在接种后很可能会就此染上天花，最后不治身亡。而且人与人之间体液的直接转移，还可能会使前者携带的其他病毒迁移到另一个人身上，加剧疾病的扩散。因此，传统人痘接种法的普及受到了很大的阻碍。

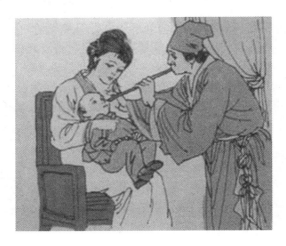

"人痘"接种术

从"人痘"到"牛痘"

爱德华·詹纳（Edward Jenner），1749年5月17日出生于英国格洛斯特郡伯克利的一个牧师家中。在他5岁时，父亲就过世了。可怜的詹纳就成了孤儿，只能与哥哥相依为命。立志学习医学的詹纳考虑到日渐窘迫的家庭条件根本无法负担医学院高昂的学费，在14岁时，他选择以学徒的身份跟随在英国药剂师勒德洛（Daniel Ludlow）身边学习医学知识。7年后，他又前往伦敦圣乔治医院继续深造，成为当时英国著名的医生约翰·亨特（John Hunter）的学生。亨特严谨的科学态度和为医学献身的精神给詹纳留下了深刻的印象。他鼓励詹纳不要驰于空想，要善于通过医学实验去证明自己的理论，这对詹纳日后研制牛痘疫苗产生了深远的影响。

1775年，詹纳在完成学业后，回到老家当了一名乡村医生。有一天，乡村检察官让詹纳去村子里统计近几年感染过天花的人数。在走访过程中，细心的詹纳发现了一个奇怪的现象：在养牛场工作的挤奶女工中，竟然没有一个人死于天花或脸上留下麻点。这引起了詹纳的注意，难道养牛场中有一种未知的物质可以抵御天花病毒？通过询问多位在养牛场工作的挤奶女工，詹纳得知原来牛也会得天花，叫牛痘。相比于天花，牛痘虽然具有传染性，但症状不明显且很容易被治愈。挤奶女工们在给患牛痘的奶牛挤奶时，便会被牛传染。待恢复正常后，就再也不用担心会感染上天花病了。

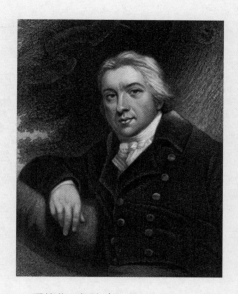

爱德华·詹纳（Edward Jenner）

这个发现点亮了詹纳的思维。借鉴人痘接种法，他有了一个大胆的设想：相比于直接接种天花病毒，牛痘的毒性更小，那么能否通过接种牛痘来抵御天花病毒呢？为了验证自己的猜想，他先是用动物来做实验。经过一次又一次给各种动物接种牛痘，他惊喜地发现所有实验的结果都符合自己的猜想。但动物和人毕竟有区别，要想推广牛痘接种法，就必须进行人体试验。在经过激烈的挣扎后，决心为人类造福的詹纳决定将自己的儿子作为牛痘接种的第一个试验者。

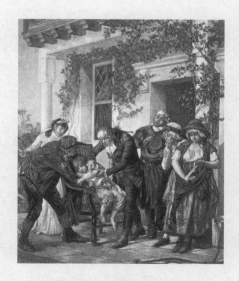

爱德华·詹纳为詹姆斯·菲普斯接种牛痘疫苗（1976）

种"痘"防"花"——牛痘

他先将牛痘脓液接种到儿子的胳膊伤口处，两天后牛痘的症状消失。两个月之后，他又将天花患者脓疱中的浆液接种到儿子的体内。就这样又过了数月，詹纳的儿子没有任何感染天花的迹象，并且身体十分健康。詹纳成功了！

不过为了谨慎起见，他并没有第一时间公布自己的实验结论，而是在1796年5月14日公开地进行了一场接种牛痘的表演。詹纳从一位挤奶女工手上的牛痘脓疱中取出脓液，接种到了一个名叫詹姆斯·菲普斯的八岁男孩胳膊上。这孩子随后患上了牛痘，但很快就恢复健康。7月1日，詹纳再次把菲普斯的皮肤割了个小口，抹上了含有天花病毒的物质，这一次菲普斯没有再得天花。这说明菲普斯获得了抵御天花病毒的能力。至此，詹纳终于证明了人工接种牛痘可以预防天花病毒！

坎坷的疫苗普及之路

1797年，詹纳以论文的形式向英国皇家学会呈递了自己的研究成果，可却遭到了皇家学会的嗤笑，并拒绝发表他的论文。英国皇家学会中的学者大多出身高贵，十分傲慢，他们不相信詹纳作为一个乡村医生可以解决这个困扰整个世界几千年的难题。无奈之下，詹纳只好拿出自己的积蓄，于1798年自费出版了题为《牛痘原因及结果的研究》的小册子。在这本书中，他详细阐述了牛痘取浆、接种的过程，系统地介绍了牛痘接种预防天花的方法和效果。此后两年，詹纳再次自费发表相关论文，锲而不舍地推广牛痘疫苗理论。渐渐地，越来越多的科学家开始了解并认可詹纳的理论，詹纳的坚持得到了回报。

但是，即使得到了科学界的认可，牛痘疫苗在社会大众中的推行却依旧困难重重。首先是来自教会的压力。中世纪的欧洲基督教盛行，一些教徒把天花看作是上帝的惩罚。他们鼓吹人"生而有罪"的教义，认为人必须接受上帝的惩罚才能赎罪。另一些教徒则认为人比动物要高贵，人有灵魂，而动物没有，将源自奶牛身上的牛痘浆液接种到人的身上是对灵魂的亵渎。因此，他们呼吁人们抵制接种牛痘疫苗。与此同时，现实中的压力接踵而至，一些保守派的医生宣称接种牛痘疫苗会长出牛角，发出牛叫的声音，以此来恐吓民众。大街小巷充斥着抵制牛痘疫苗的漫画传单，就连推行疫苗接种的王室也被抨击为"医疗暴政"。

天花绝迹

然而，进步的事物总是会被实践所证明。当时正值拿破仑战争时期，詹纳发明的牛痘疫苗及时阻止了天花疫情的暴发，为英国军队保存了实力。詹纳也因此受到了王室的奖励—— 一万英镑，彻底为牛痘疫苗洗刷了冤屈。在此后几十年中，英国军队开始强制接种牛痘疫苗以防治天花。牛痘疫苗也先后被引进了俄罗斯、奥匈帝国、美国等多个国家。伴随着启蒙运动带来的思想解放以及自然科学的发展，牛痘疫苗终于成功实现了全世界推广。1980年5月，联合国世界卫生组织在肯尼亚的首都内罗毕宣布：天花已经在地球上绝迹！从此，我们的后代只会从历史书上知道曾经有过这么一种可怕的疾病叫天花。

结语

在没有特效药的情况下，詹纳用牛痘疫苗使天花成为世界上唯一被消灭的病毒。在他有生之年，虽然遭遇了无数的嘲讽与批评，但他从未放弃，而是以一颗赤子之心专注科学研究，以执着的信念践行一名科学家的使命。在詹纳身上，我们看到了人类伫立于宏伟神秘的自然界面前岿然不动的尊严。为了纪念他为人类医疗健康领域作出的贡献，人们称他为"人类免疫学之父"。

来自古柯树叶的局部麻醉药
——普鲁卡因

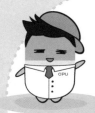

导语

在公元前2500年的一个南美大陆小村落中，印加族原住民一边手舞足蹈，一边将一片片"茶叶"塞入口中嚼食，仿佛正在进行着某种神秘的仪式。

在1961年风雪交加的南极大陆上，一名罹患急性阑尾炎的医生正抱着必死的信念，在布置简陋的临时营地中，亲自操刀为自己做手术。

相隔4000多年的两个故事，看似毫不相干，背后却有一项药学领域中的重大革命将两者相连。

古柯树的秘密

　　南美洲的安第斯山脉生长着一种形似茶树的独特植株——古柯树。当年欧洲殖民者刚到南美洲时，就对当地人平时喜欢嚼古柯叶的行为很感兴趣，后来的殖民者在和印第安人的接触过程中也学会了品尝古柯叶，并从中体会到了非凡的快乐。这是因为古柯叶中含有多种能兴奋中枢神经的物质，并且还具有成瘾性。

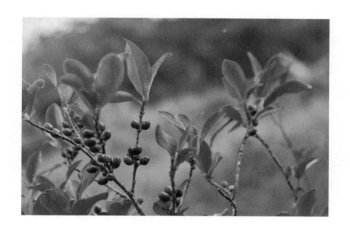

　　1858年，德国化学家尼曼（Albert Niemann）从古柯叶中提取获得了一种白色的生物碱。他在品尝之后发现这种生物碱可以引起口舌麻木，而且几乎能使人丧失味觉。他把这种生物碱命名为"可卡因"（cocaine，也叫"古柯碱"）。

　　古柯树的种植和古柯叶的采集都存在许多困难，因此直到1862年，人们才能够小批量生产可卡因。1884年，来自维也纳的眼科医生柯勒（Carl Koller）在做了许多动物实验后，第一次将可卡因作为眼

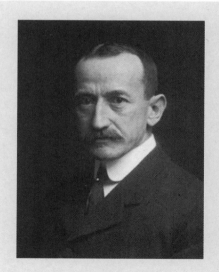

卡尔·柯勒（Carl Koller）

外科的表面麻醉药用于临床，并在当年的海德堡眼科大会上发表了自己的成果。但那时候的柯勒十分窘迫，甚至买不起去海德堡的火车票，只能委托好友布鲁塔尔在会议上代为宣读他的论文。会后，这篇论文引发了整个世界的轰动。在不到一个月的时间内，可卡因风靡了整个欧洲和美国。

从可卡因到普鲁卡因

　　可卡因的获得，必须以古柯树的叶子为原料进行提取，这使得本就稀少的古柯树变得更加珍贵。而且，可卡因还具有极强的成瘾性，频繁地使用会毒害人的神经系统和心血管系统。一旦掌握不好剂量，会导致呼吸麻痹，甚至可能导致患者窒息而死。因此，科学家们不得不开始寻找新的麻醉药以替代可卡因。但在广袤的大自然中寻找一种药物何其艰难，科学家们知道不能把希望寄托于运气和偶然的发现。于是，他们把目光重新看向了可卡因：可不可以通过对可卡因进行结构改造来研发新的局部麻醉药物呢？

　　说干就干。他们先彻底地分析了可卡因的结构，哪个部分对保持活性有用，哪个部分可以"删除"掉。通过一系列的简化操作，科学家们在保持可卡因局部麻醉活性的基础上，将复杂的可卡因分子简化到了"极致"，得到了第一个人工合成的局部麻醉药——苯佐卡因。苯佐卡因具有比较好的局部麻醉作用，也应用到了临床。但是，苯佐卡因很难溶于水，而局部麻醉药在使用时通常需要做成注射剂来对局部组织产生麻醉作用，这就需要对苯佐卡因进行进一步的改造。1904年，德国化学家艾因霍恩（Alfred Einhorn）引入

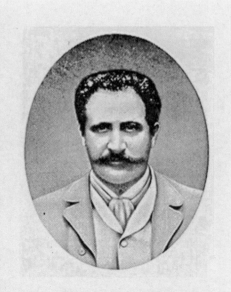

艾因霍恩（Alfred Einhorn）

了一个碱性的二乙氨基，通过把这个碱性的部分形成盐酸盐，得到了水溶性很好的盐酸普鲁卡因（普鲁卡因的盐酸盐）。这样，一个优秀的局部麻醉药诞生了。在此后近半个世纪里，盐酸普鲁卡因一直被人们作为局部麻醉药应用于临床。

普鲁卡因的化学结构式

医者自医的强者

1961年，出生于苏赤塔州（今外贝加尔边疆区）的苏联外科医生罗格佐夫（Leonid Rogozov）被派往南极执行任务。这是苏联的第六次南极考察，他是随行13人中唯一的医生。可在4月29日这天，罗格佐夫忽然感到右髂部开始剧烈疼痛，并且有恶心呕吐的症状，全身乏力，低热。作为一名经验丰富的医生，他立刻对自己做出了精确的诊断——阑尾炎。而此时距离他们最近的科考站远在1600公里以外，外面还刮起了暴风雪，根本不可能搭乘飞机回国接受治疗。无奈之下，罗格佐夫医生只能先对自己进行保守治疗，希望先缓解阑尾炎的症状，等暴风雪停了再回国手术。可现实却并不像他想的那样，他的身体状况在一天后变得愈发糟糕。如果再不进行手术，他可能会殒命于此。

在日记里罗格佐夫写道："没有穿孔的明显症状，但不祥的感觉笼罩着我，看来我得了急性阑尾炎。我必须保持安静，甚至微笑。我没有必要吓唬我的朋友，谁也帮不了我。"最后，在病魔的阴影中，他做出了一个大胆的决定——自己为自己做手术！然而，在任何一本外科学教材里，都没有讲过医生如何自己给自己开刀。可这却是罗格佐夫唯一的自救办法。4月30日深夜，在为自己搭建了一个简单的手术台后，他只在房间里留下了三位同伴，一个工程师，一个气象学家和一位备用成员。他让工程师拿着一面镜子对着他的腹部，以便于他看到正视不到的位置；气象学家则站在他的身边，为他递送手术器械；另一个成员作为备用助手，及时替换在手术过程中出现恶心症状的成员。在手术期间，由于失血过多，他不得不多次间歇性地休息和手术……直到两个小时后，罗格佐夫医生为自己的伤口缝上了最后一针，手术圆满完成。他创造了奇迹！

　　事后，他在日记中写道："我也感到十分恐惧，但当我拿起装满普鲁卡因的注射器为自己注射，自然而然地开始进行手术后，我的脑子里再也没有想别的。"在坚持服用了四天的抗生素后，罗格佐夫的身体状况开始好转。两周后，他痊愈了。他甚至回到了工作岗位上，继续参与南极的科研考察工作，身兼数职：医生、气象工作者，甚至司机。这一消息不胫而走，越过重洋，传遍世界。人们一边惊叹于罗格佐夫强大的精神毅力和高超的手术能力，一边把普鲁卡因推向了局部麻醉药的巅峰。

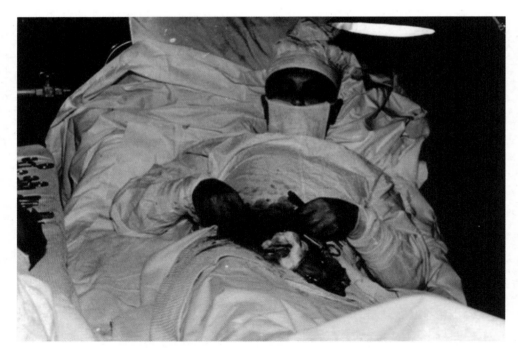

罗格佐夫在南极给自己做手术

局部麻醉药新时代

在之后的研究中，科学家们发现，普鲁卡因作为局部麻醉的第一代药物，仍有许多不足。首先是时效短，普鲁卡因局部注射后1～3分钟起效，麻醉作用时间为30～60分钟。而对于一些复杂的外科手术而言，则需要给患者多次注射普鲁卡因才能满足手术所需时间。其次是过敏反应，普鲁卡因虽然毒性小，但可能会引起高敏反应和过敏反应。因此，用药前需要给患者做皮试。此外，盐酸普鲁卡因注射液呈酸性，所以在注射时患者会感觉很疼。

为了克服这些缺点，科学家们又对普鲁卡因进行了优化，研发出了一系列更加安全有效的新药品，包括利多卡因、布比卡因、阿替卡因等"卡因"家族的后代。它们源于普鲁卡因，都具有局部麻醉的作用，又各有特点，广泛应用于各种不同的外科手术中。

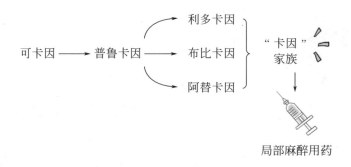

局部麻醉用药

结语

今天，可卡因已经是世界各国禁用的毒品，不再在临床中使用。而从可卡因经过结构改造而来的普鲁卡因、利多卡因等多种局部麻醉药物在临床广泛使用，为多种外科手术"保驾护航"。普鲁卡因的发现，是大自然的馈赠，更是人类发挥聪明才智、改造自然的结果。

传统中医药送给世界人民的礼物

——青蒿素

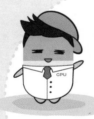

导语

2015年10月5日，"诺贝尔生理学或医学奖"获奖名单揭晓，中国药学家屠呦呦因为青蒿素的发现，对疟疾治疗作出巨大贡献而获奖。屠呦呦教授也是首位获得诺贝尔科学类奖项的中国科学家。据说，屠呦呦的名字源自中国古籍《诗经》中的诗句"呦呦鹿鸣，食野之蒿"。屠呦呦研究青蒿素获奖，似乎在两千多年前就被《诗经》所"预言"。

青蒿素

瘴疫，沼泽的热病

疟疾是人类最古老的疾病之一，由疟原虫引起，发作表现是周期性寒战、高热和出汗退热等连续症状，俗称"打摆子"。

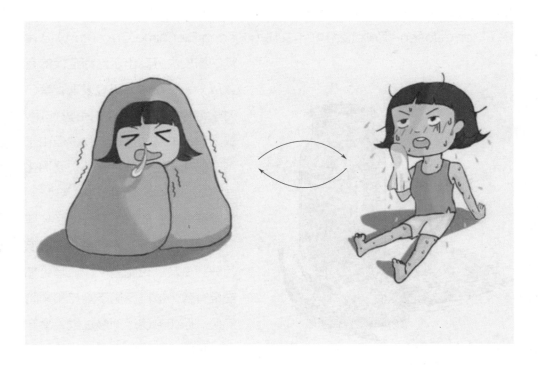

在古希腊，疟疾被称为"沼泽的热病"，该疾病的典型性表现为发热、寒战、抽搐甚至昏迷，严重者出现多处器官衰竭而导致死亡。公元前1世纪，疟疾在罗马地区的长时间流行也是导致罗马帝国衰亡的重要因素之一。在中国古代，疟疾亦称为"瘴疫"，殷商时期便有了关于疟疾的记载。《周礼·疾医》中讲道："秋时有疟寒疾"，可见古人那时便已经意识到疟疾会在秋季流行。相关的研究也显示，秦汉时期南方暑湿，瘴疫较北方多发，以致当时长江流域的经济发展水平远远落后于黄河中下游地区。疟疾也是影响军事活动最严重的疫病之一。蜀汉时期，诸葛亮因瘴疫推迟南征。唐玄宗派李宓率7万大军征伐南诏，却因瘴疫等疾病全军覆没，皆道："及至未战，士卒死者十已七八"。

上下求索的研究之路

　　早在1631年，意大利传教士萨鲁布里诺（Agostino Salumbrino）就从南美洲带回了一种对疟疾（当时称热病）有效的治疗药物——金鸡纳树皮。不久后，人们发现该药对间歇热具有明显的缓解作用。1820年，法国药剂师佩雷蒂尔（Pierre Joseph Pelletier）和卡文托（Joseph Bienaime Caventou）从金鸡纳树皮中分离出了治疗疟疾的有效成分——奎宁。研究发现，奎宁对于疟原虫具有强效的杀灭作用，成为治疗疟疾的首选药物。但由于奎宁的化学结构非常复杂，采用化学合成来制备很困难。1934年，德国拜耳制药的科学家开发了与奎宁化学结构相近的人工合成抗疟疾药——氯喹。相比奎宁，氯喹更加安全有效，被广泛用于治疗和预防疟疾。但如若使用剂量过大，会产生比较明显的毒副作用。1944年，科学家在氯喹的基础上又研究出一种新型抗疟疾药——羟氯喹。该药物治疗作用与氯喹相近，但毒副作用显著减少。之后很长的一段时间里，科学家们对抗疟药物进行了不断的改进，有效地解决了当时疟疾感染所导致的高死亡率的情况。然而，随着药物的广泛使用，疟原虫的耐药性问题逐渐显现出来。

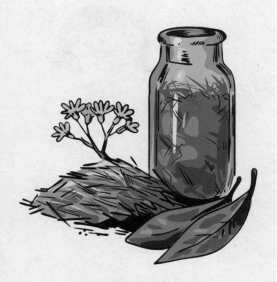

金鸡纳树皮

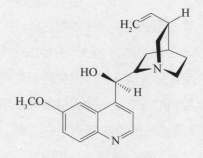

奎宁的化学结构式

"523任务"

1961年5月，美国派军队大举入侵越南，越南战争爆发。东南亚气候湿热，适合蚊虫繁殖。在战争中，美越两军的士兵深受疟疾之害，减员严重。而当时，引发疟疾的寄生虫——疟原虫对当时常用的抗疟药物已经产生了抗药性，常用抗疟药的效果不佳。在这样的情况下，美越两国都希望能有好的抗疟药使用。美国投入巨额资金，进行了新型抗疟药的研发，筛选了20多万种化合物，但没有找到理想的药物。越南限于自己的研发条件，则求助于中国。

面对邻邦越南的求助，我国伸出了援手，决定组织力量研制新的抗疟药物。为此，当时的国家科学技术委员会和中国人民解放军总后勤部于1967年5月23～30日在北京召开了全国疟疾防治药物研究大协作会议，并提出开展全国疟疾防治药物研究的大协作工作。由于这是一项紧急的军工任务，为了保密起见，遂以开会日期为代号，简称"523任务"。

古籍指点，青蒿素问世

任务一开始下达时，研究人员曾在灭蚊子、制新药和针灸等五个方面进行过尝试，然而并未取得进展。就在这时候有位军代表提出添加新人进入项目组。于是，1969年，39岁的屠呦呦作为中医研究院中药研究所的小组负责人加入了"523项目组"，参加了从传统中草药里寻找抗疟药物的研究工作。

屠呦呦和她的同事们通过翻阅中医药典籍、寻访民间医生，搜集了包括黄花蒿（俗称"青蒿"）在内的600多种可能对疟疾治疗有效果的中药药方，对其中200多种中草药的380多种提取物进行了筛查，但一无所获。传统的中药提取方法一般为水煎或乙醇加热提取。屠呦呦从东晋葛洪的《肘后备急方》中"青蒿一握，水一升渍，绞取汁，尽服之"受到启发，原来古方中使用青蒿是"冷榨"而非"热提"。也就是说，之前采用的加热提取方法可能会使药物的有效成分受到

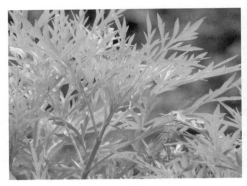
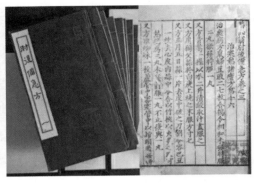

黄花蒿（俗称青蒿）　　　　　　　《肘后备急方》中青蒿的用法

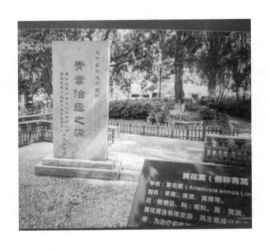

破坏。基于此，他们采用了低温提取的方法，采用沸点很低（仅有35℃）的乙醚对黄花蒿进行提取，整个过程避免受热。果然，提取物的活性得到了大大的提升。随后研究人员将提取物分离为酸性和中性两部分，在1971年10月，获得了编号为"191号"的中性提取物，这份提取物对疟原虫具有100%的抑制率。青蒿素终于问世！

以身试药

　　在药物上市使用之前，需要进行临床试验，其中1期临床主要考察药物的安全性，2期临床主要考察药物的有效性。为不错过当年的临床观察季节，屠呦呦提出将自己作为1期临床试验者。1972年7月，屠呦呦等3名科研人员一起住进北京东直门医院，成为青蒿素首批人体试验的志愿者。经过一周的试药观察，未发现该提取物对人体有明显毒副作用。这说明青蒿素对人体是安全的。紧接着，当年的8～10月，屠呦呦亲自带上样品，赶往海南进行2期临床试验，在患有间日疟和恶性疟的患者身上试验青蒿素的有效性。临床试验的结果激动人心：经治疗的患者疟疾症状——高热和体内疟原虫数量都迅速消失。

各研究单位在青蒿素的药理、毒理等方面也做了大量的工作。经结构测定显示，青蒿素与之前所有的抗疟疾药物的结构差异都很大，是一种具有全新结构类型的抗疟药。1986年，青蒿素作为新药获批上市。后来，在青蒿素的结构基础上，科学家们进行了进一步的探索和修饰，开发出了青蒿素系列新药，如青蒿琥酯、蒿甲醚等。

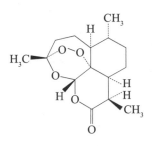

青蒿素

结语

自问世以来，青蒿素及其衍生物成为效果最好、见效最快的抗疟药，挽救了数百万人的生命。青蒿素类抗疟药组成的复方或联合用药，已被世界卫生组织（WHO）确定为全球治疗疟疾必须使用的唯一用药方法。

屠呦呦教授这位伟大的女药学家，"因她发现对抗疟疾的新型疗法"，获得了2015年诺贝尔生理学或医学奖，

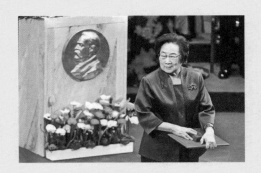

屠呦呦被授予诺贝尔奖

这也是我国在自然科学领域的第一个诺贝尔奖。获奖之后，屠教授说："青蒿素是传统中医药送给世界人民的礼物，对防治疟疾等传染性疾病、维护世界人民健康具有重要意义。青蒿素的发现是集体发掘中药的成功范例，由此获奖是中国科学事业、中医中药走向世界的一个荣誉。"2019年，中华人民共和国成立70周年之际，屠呦呦教授荣膺"共和国勋章"。

抗生素时代的开启者
—— 青霉素

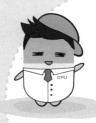

导语

    细菌是一种非常小的微生物，小到要用高倍显微镜才能看到。有些细菌对人类是有益的，甚至可以给我们带来一些美味，如酸奶、酒酿、泡菜、豆豉等；也有些细菌却不是"善茬"，特别是一些致病菌，不仅会导致疾病危害健康，还会到处传播，给人类带来麻烦。细菌感染引起的疾病曾一度占据危害人类健康榜的榜首位置。经历了漫长的探索，青霉素的问世给人类带来了希望之光，也开启了"抗生素时代"。

青霉素

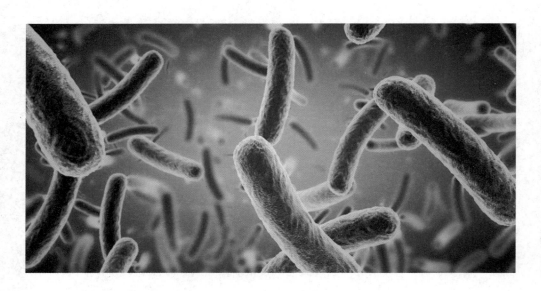

众里寻他千百度

　　1881年，亚历山大·弗莱明（Alexander Fleming）出生在苏格兰的一个农场主家庭。13岁那年，他前去投奔在伦敦当医生的哥哥。20岁那年，他意外分得了一部分姑父留下的遗产。同年，在哥哥的建议下，他考入了英国伦敦圣玛丽医学院［现属帝国理工学院（Imperial College London）］进行学习。1906年，弗莱明毕业后留在老师赖特的研究室从事免疫学相关研究。过了几年，第一次世界大战爆发，他和赖特一起去战地医院抢救伤员。在这过程中，他发现很多士兵在战场上受伤后由于伤口感染而丧生，而当时消毒伤口使用的防腐剂对人体细胞损害很严重。1918年，第一次世界大战结束，弗莱明也回到了圣玛丽医学院，进行细菌的研究工作，以期找到更适宜的抗菌药物。

　　他这一干就全身心投入了，废寝忘食，甚至在重感冒时还拖着鼻涕继续工作。也许是他的这种精神感动了幸运之神。一天，他不小心把鼻涕滴到了培养细菌的培养皿中，发现鼻涕周围细菌无法生长。对此进行深入研究后，1922年，他发现了一种叫"溶菌酶"的物质。后来，弗莱明对溶菌酶又做了持续7年的研究，但结果让人失望，这种酶的抗菌能力不强，且对多种病原菌都没有作用。

"偶然" 的发现

　　1928年初夏，在一次仍旧没有任何发现的实验之后，弗莱明决定出去度假。在度假前，他把没有清洗的培养皿放在实验台上就离开了。9月3日，弗莱明结束了度假，回到实验室，准备收拾收拾继续进行研究工作。这时，一个培养皿让他眼前一亮：苦苦寻找了多年的东西就在里面！他仔细观察了这个培养皿，发现其中出现了不知名的绿色菌落，而在每一个菌落周围，出现了或大或小的白色小圈。这一个个白色小圈就意味着细菌没有长起来，弗莱明用显微镜仔细观察后确认了这一结果。

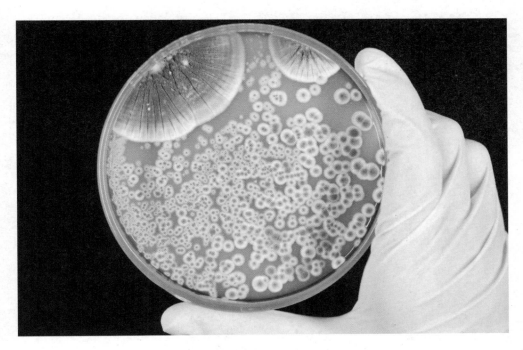

琼脂平板上生长的青霉菌菌落

　　这一现象也意味着位于白色小圈中间的绿色霉菌能产生某种抑制葡萄球菌生长的东西。弗莱明立刻着手大量培养这种霉菌，将培养液过滤后滴到葡萄球菌培养皿中去。结果，葡萄球菌在几小时之内全部死亡。然后他将滤液稀释800倍后，又重新滴到葡萄球菌中去，令人惊讶的是它居然仍能杀死葡萄球菌！之后的研究证明该绿色霉菌为青霉菌，因此弗莱明就把其分泌的抑菌物质称为青霉素（penicillin）。后续又做了一些实验，将青霉素注入小鼠体内、滴入家兔眼中，都验证了青霉素的安全性。

1929年6月，弗莱明将这一发现写成论文发表在英国的《实验病理学》季刊上。可这篇论文未能引起医学界广泛的重视。青霉素很难批量生产，尤其是纯化很困难，并且青霉素稳定性差，很容易就"变质"了。因此，很多人对青霉素并不看好，认为它没有开发为药物的可能。就这样，刚刚问世的青霉素被束之高阁。

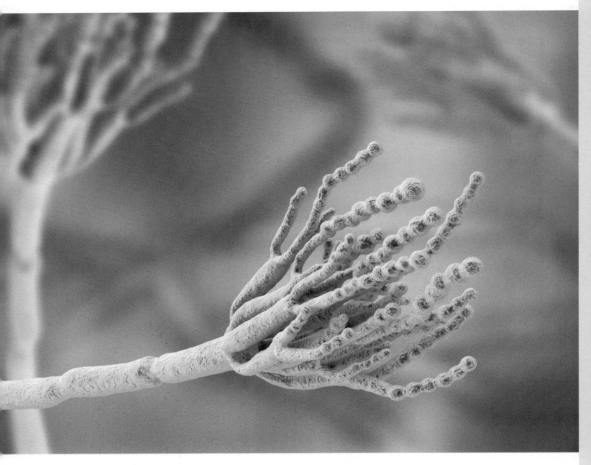

青霉菌

青霉素的"二次发现"

　　1939年，英国牛津大学的弗洛里（Howard Florey）和钱恩（Ernst Boris Chain）在研究溶菌酶的时候，查阅到了弗莱明10年前发表的那篇有关青霉素的论文。这引起了他们的注意，他们决定立即着手继续弗莱明当年的研究。

　　经过多次实验，他们发现青霉素的药效极强，即使稀释五十万倍，仍能有效地抑制细菌的生长。在不懈的努力下，1939年底，他们终于从培养液中提取到了一些黄色的粉末。他们用这些青霉素进行了动物实验，给感染了致命性链球菌的小鼠注射。接受青霉素注射的小鼠活了下来，而没有注射青霉素的很快就死了。这个结果证明青霉素确实能够治疗细菌感染！

　　1941年2月，一名警长在修剪玫瑰时划伤了嘴唇，引起了极为严重的感染，

1945年诺贝尔生理学或医学奖获得者

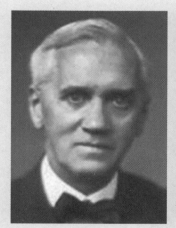

亚历山大·弗莱明
（Alexander Fleming）
1881—1955

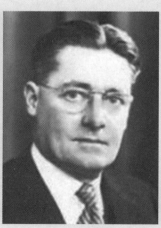

霍华德·弗洛里
（Howard Florey）
1898—1968

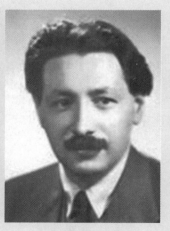

恩斯特·伯利斯·钱恩
（Ernst Boris Chain）
1906—1979

　　亚历山大·弗莱明于1928年发现了青霉素的抗菌特性。12年后，霍华德·弗洛里和恩斯特·伯利斯·钱恩优化了青霉素的批量生产流程。

后来连肺部都出现了大量脓肿，生命危在旦夕。在使用了弗洛里实验室提取的青霉素后，这名警长的肺部感染得到了显著改善。然而，由于青霉素提取的效率太低，药物很快用完了，这名警长最后还是不幸去世了。经过这件事，弗洛里决心解决青霉素大批量生产的问题。

经过努力，不到半年后，弗洛里在甜瓜上发现了一种高产青霉素的青霉菌，从而解决了青霉素批量生产的瓶颈问题。1942年，美国制药企业开始对青霉素进行大批量生产。1943年10月，弗洛里和美国军方签订了首批青霉素生产合同。青霉素在第二次世界大战末期横空出世，其大量生产，拯救了千百万伤病员，迅速扭转了盟国的战局。

因这项伟大发明，弗莱明、弗洛里和钱恩分享了1945年的诺贝尔生理学或医学奖。

"抗生素时代"到来

那么，青霉素是怎么起作用的呢？这就和细菌的构造有关了，在细菌的外面有一层"壳"，叫细胞壁，保护着细胞里面的内容物。青霉素通过抑制细菌细胞壁的形成而产生抗菌作用，由于人体细胞没有细胞壁，因此青霉素对人体几乎没有毒性。

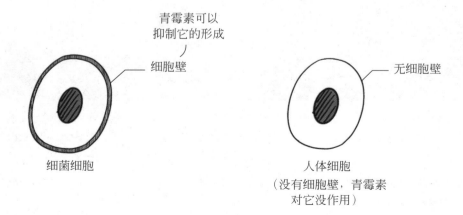

青霉素可以抑制它的形成
细胞壁
无细胞壁
细菌细胞
人体细胞
（没有细胞壁，青霉素对它没作用）

当然，有些人可能会对青霉素过敏，这可以通过用药前的"皮试"避免。青霉素的问世，大大增强了人类与细菌性感染进行斗争的能力，使得细菌感染不再成为令人"闻风丧胆"的恶疾。同时，它也带动了一个庞大的抗生素家族的诞生，开创了药物治疗历史上的"抗生素时代"。

新中国成立后，国立药学专科学校，也就是今天中国药科大学的创始人及首任校长孟目的先生出任上海华东人民制药公司经理，组织国内科学家对青霉素的生产进行了研究攻关。1953年5月，中国第一批国产青霉素诞生，揭开了中国生产抗生素的历史。截至2001年年底，我国的青霉素年产量已占世界青霉素年总产量的60%，居世界首位。

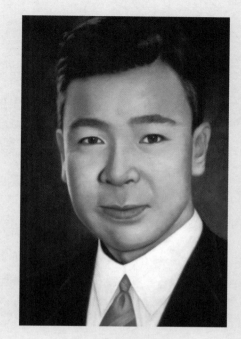

孟目的（1897—1983）
国立药学专科学校（今中国药科大学）
创校校长

抗生素虽好，避免滥用

1945年，在诺贝尔奖获奖演讲中，弗莱明就说过这样一段话："在不久的将来，青霉素就将在世界普及。缺乏药品知识的患者很容易会减少剂量，不足以杀灭体内所有的细菌，从而使细菌产生耐药性。"其实，"青霉素之父"弗莱明早就预见了细菌耐药性的产生。今天，抗生素的滥用，导致了细菌产生耐药性，甚至出现了现有抗菌药物都没法杀灭的"超级细菌"（super bacteria）。一方面，科学家在努力寻找新的抗菌药物，对抗"超级细菌"；另一方面，抗生素的使用应遵守医嘱，不可乱用，避免自己成为耐药菌株"培养者"。

结语

　　青霉素的发现，开创了一个时代，也为第二次世界大战的战局扭转作出了巨大贡献。很多时候，甚至在一些书中都将青霉素的问世只归功于运气，认为是偶然的发现。可是，想想重感冒拖着鼻涕还在实验室忙碌的弗莱明，你就会发现这个偶然中存在着必然。青霉素从实验室走到临床，并可以成为救命的"良药"，还要归功于弗洛里和钱恩的不懈研究。成功向来不是一蹴而就的，只有不断坚持信仰并为之奋进，最终才能实现目标。正如法国著名科学家巴斯德所说："在观察的领域中，机遇只偏爱那种有准备的头脑。"

急救室必备药物
——肾上腺素

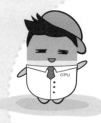

导语

    我们在一些电视剧或者电影中，会看到这样一种镜头：一个奄奄一息的患者被送到急救室，医生会吩咐护士拿"强心针"。那么这个强心针是什么呢？在我们遇到激烈的比赛时，会说"肾上腺素飙升"，这个"肾上腺素"又是什么东西？甚至，在一些游戏当中，会有一种叫"肾上腺素"的药品，在危急时刻用上后，能使得游戏角色的生命值迅速恢复。这个肾上腺素有这么神奇吗？难道有起死回生的功效？让我们来介绍一下它。

神秘的肾上腺

　　肾上腺，顾名思义，是一个长在我们肾脏上部的腺体。两个肾脏上部各有一个肾上腺，它们很小，两个加起来也就30克。然而，就是这么一个小小的腺体，却是我们身体里一个重要的内分泌器官，对我们的生命过程起到了重要的作用。

　　19世纪50年代初，英国伦敦盖伊医院（Guy's Hospital）的医生阿狄森（Thomas Addison）发现，当患者的肾上腺发生病变后，会发生精神萎靡、乏力、倦怠、食欲减退和直立性低血压等情况，同时还伴有皮肤黏膜色素沉着。后来，就以他的名字将这样的疾病命名为"阿狄森病"。

　　在1856—1858年期间，美国弗吉尼亚医学院的教授布朗－塞卡（Brown-Sequard）发现，切除动物的肾上腺会导致动物死亡。同样，人的两侧肾上腺如果被切除，也很快就会因为低血压等问题而死亡，而注射肾上腺的提取物后则会延缓病情的恶化。据此，他提出肾上腺可能是一个非常重要的分泌激素的器官。

　　那么，肾上腺里到底有什么？或者，它能产生些什么？怎么会这么重要？在随后的研究中，科学家们逐步揭开了它神秘的面纱。

肾上腺提取物的神奇功效

　　1893年的秋天，英国医生奥利弗（George Oliver）在工作之余，在家中设计并组装了一台血压计。通过这台仪器，他测量了各种人和动物的血压。后来，他不满足于单纯测血压了，开始捣鼓些新东西。他把动物的腺体提取出来，再注射入其他动物体内或者是让受试者服用，然后通过血压计测量血压，观察腺体提取物对血压的影响。通过这样的尝试，还真有了惊人的发现。

　　他发现，当受试者吃了山羊的肾上腺提取物后，可以用他的这台仪器检测到桡动脉（位于大拇指根部和小臂连接处）的收缩。我们现在知道，肾上腺提取物经过胃肠道之后将有90%以上都要失去活性，能产生这样的情况说明肾上腺提取物的作用真的很强！奥利弗医生对这个现象很是好奇。于是，他去了伦敦，向当时著名的生理学家、伦敦大学教授沙弗（Edward Albert Schäfer）请教。两人研究了一个冬天，发现了用水、乙醇和甘油从肾上腺中提取的物质对活体动物的血管、心脏和肌肉都具有强烈的兴奋作用。

1895年，奥利弗医生与沙弗教授合作发表论文，报道了所发现的肾上腺提取物具有收缩血管、升高血压、加快心跳等作用。1897年，德国科学家法兰克（Sigmund Fränkel）提取了肾上腺的物质，取名为"spygmogenin"。

肾上腺素的发现

1897年，美国约翰斯·霍普金斯大学药理学系教授阿贝尔（John J. Abel）从肾上腺提取分离到一种活性成分，命名为epinephrine。阿贝尔毕业于密歇根大学，1890年在德国获得博士学位后，到密歇根大学任教，后来又到了约翰斯·霍普金斯大学。1912年他曾研制出一台可用于实验室的人工肾脏，1925年首次制备出胰岛素结晶。

1900年，日本化学家高峰让吉（Takamine Jokichi）从大约一万头公牛的肾上腺中分离出约4克肾上腺素结晶，并将其命名为"adrenaline"。Parke-Davis药厂科学实验室生物部的奥德里奇（Thomas Aldrich）于1900年夏天也分离出了肾上腺素。经结构确证，高峰让吉和奥德里奇两人所获得的"adrenaline"结构一致，但是与阿贝尔之前得到的"epinephrine"相差甚远。后来经过研究发现，阿贝尔分离得到的肾上腺素其实是又连接了其他片段的一个化合物，并非肾上腺素本身。

1903年，德国伯恩大学的化学家保利（Hermann Pauly）确定了肾上腺素的结构式，他也认为高峰让吉分离纯化得到的才是有活性的分子。

1905年，德国化学家施托尔茨（Friedrich Stolz）通过化学合成的手段得到了肾上腺素的纯品，他所合成的也是高峰让吉分离得到的物质，即"adrenaline"。

然而阿贝尔教授是美国药理学的开创性人物，创办了几个至今很有影响力的学术杂志，名气实在太大了。因此很长时间以来，美国科学界还是愿意相信他，甚至后来即使确定了阿贝尔教授分离的那个结构是肾上腺素衍生物而并非肾上腺素本身，也不愿意把阿贝尔取的名字更换掉。直到今天，肾上腺素在英语中的翻译还是两个，即 adrenaline 和 epinephrine。

急救用药——肾上腺素

今天，肾上腺素是各大医院急救室必备药品，它有着较强的强心和升血压的作用，被广泛用于心搏骤停和过敏性休克的急救中，还能控制支气管哮喘的急性发作。在抢救室里所使用的"强心针"，通常指的就是它。在我们受到一些刺激或者是需要兴奋的时候，肾上腺素也会突然释放来保持我们的兴奋状态。

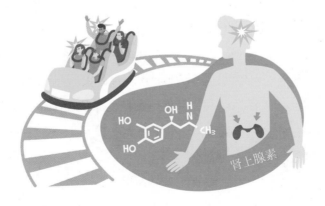

肾上腺素

但是，肾上腺素口服无效，只能通过注射使用。对于急救的患者来说，注射给药是一个非常好的途径。另外，今天我们所使用的肾上腺素，都是通过化学合成获得的，不再从肾上腺中提取。

结语

从发现肾上腺的重要作用到肾上腺素的发现、分离纯化和化学合成，涉及了包括医学家、生理学家、药理学家和化学家等在内的多个学科的科学家长达半个世纪的探索和研究。肾上腺素的使用，使得无数生命垂危的患者的生命得到了挽救，是当之无愧的"救命药"。

治愈丙肝的跨时代药物
—— 索磷布韦

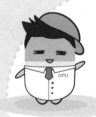

导语

　　2020 年，霍顿（Michael Houghton）、阿尔特（Harvey J. Alter）和赖斯（Charles M. Rice）三位科学家因为"发现丙型肝炎病毒"而获得诺贝尔生理学或医学奖。由于他们的发现，现在人类可以对丙型肝炎病毒进行高度精确的血液检查，从而大大改善了全球人类的健康状况。丙型肝炎病毒的发现还使针对丙型肝炎的抗病毒药物得以快速发展。特别是抗丙肝病毒药物"索磷布韦"的问世，使得丙型病毒性肝炎已经可以治愈，这为全球根除丙型肝炎病毒带来了希望。

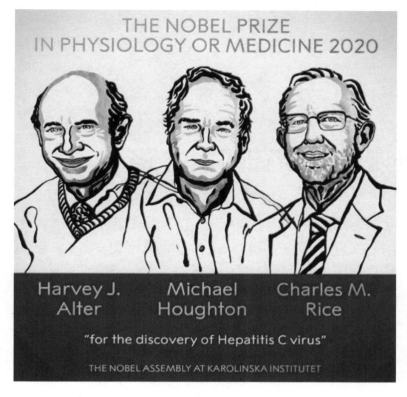

2020年诺贝尔生理学或医学奖授予哈维·阿尔特、迈克尔·霍顿和查尔斯·M.赖斯（从左到右），以表彰他们在"发现丙型肝炎病毒"方面所作出的贡献

丙肝——沉默的杀手

丙型病毒性肝炎，简称丙肝，是由丙型肝炎病毒（HCV）感染引起的疾病。据统计，全球有超过1.7亿人口感染丙肝，我国也有1000万人感染。丙肝的隐匿性极强，不少感染者在染病后往往没有症状或者症状较轻，因此大部分患者可能并没有及时发现，从而任由丙肝病毒侵蚀健康，甚至逐步发展为肝硬化和肝癌。据报道，感染HCV后20年，肝硬化的发生率将近10%～15%。每年大约有50万人因为丙肝及其并发症进行肝移植或死亡，因此丙肝也被称为"沉默的杀手"。

1989年，HCV首次被报道出来。不久，丙肝病毒检测方法就建立了，此举最大程度地避免了疾病的传染。随后，一些抗病毒药物被用于丙肝的治疗，可是效果欠佳，且有些药物副作用较大。人们曾一度认为，丙肝没有特效药，无法被治愈。但是，自2013年起，这一切被改变了。

艰难漫长的新药研发之路

虽然引起丙肝的罪魁祸首HCV已经被"揪出来了"，但是在很长一段时间里，科学家们还是一直无法在体外复制产生HCV。没有用于测试抗病毒药效的HCV，治疗丙肝的新药研发也就停滞不前。20世纪90年代初，美国著名病毒学家赖斯找到了能造成动物感染的HCV的RNA序列。之后，德国海德堡大学的病毒学家巴特斯切勒（Ralf Bartenschlager）和他的学生洛曼（Volker Lohmann）在赖斯发现的基础上开发出了HCV的体外培养系统。这样，HCV体外复制的难题就此解决，也打开了尘封已久的治疗丙肝的新药研发的大门。

2005年，一个名叫迈克尔·索非亚（Michael Sofia）的化学博士从百时美施贵宝这个大药企离职，加入了成立不到十年的小公司Pharmasset。或许，在外人看来，他的这次跳槽并不是一个明智的选择，但是对于索非亚来说，他需要一个创新的舞台，而不是循规蹈矩。1980年，索非亚获得康奈尔大学化学学士学位，1984年他又获得伊利诺伊大学香槟分校的有机化学博士学位。1986年开始，索非亚先后在礼来公司、百时美施贵宝公司等开展新药研究，参与了降低胆固醇、治疗哮喘相关炎症等药物的开发过程，这些丰富的新药研发经历为他下一步的成功奠定了坚实的基础。

加入Pharmasset以后，索非亚就带领团队开始了抗HCV药物的寻找之路。首先是靶标的选择，针对HCV的靶标有好几个，都是HCV生长所必需的。当时他们选取的是一个叫作"NS5B聚合酶"的靶标，这是催化HCV的RNA合成的关键酶。如果抑制了这个酶，就可以终止病毒的RNA复制，这是消灭HCV的"终极大招"。

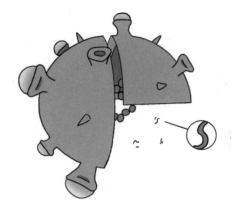

如果这个酶被抑制，病毒就完蛋啦

这是"NS5B 聚合酶"，可以催化病毒 RNA 合成

　　索非亚团队以 NS5B 聚合酶为靶标，通过大量的实验获得了两个化合物：PSI-6130 和 PSI-6206，虽然这两个化合物对 HCV 都有很好的抑制作用，但是要么吸收不好，要么就是体内代谢太快，起不到作用。

　　但在索非亚看来，PSI-6130 虽然有问题，却值得进一步"雕琢"。他们通过对 PSI-6130 的代谢产物进行研究，找到了 PSI-6130 在体内变化的"秘密"，再结合 PSI-6206 的化学结构，开发出了一个对 HCV 具有高选择性、强效抑制作用的药物，这个药物对丙肝具有令人惊奇的治愈效果。

　　这一消息令人欣喜无比，打破了之前抗病毒药物只能抑制而不能治愈的僵局。为纪念索非亚在开发过程中的重要贡献，该药物被命名为索非布韦（sofosbuvir）。又由于药物的分子结构中含有磷酸片段，后来用"索磷布韦"作为它的中文名字。2011年，国际著名制药巨头吉利德（Gliead）公司以 115 亿美元的天价，将索非亚所在的 Pharmasset 公司收购，原因就是看中了索磷布

索磷布韦的化学结构式

韦。当时，索磷布韦还没有上市，只是处于临床研究阶段，吉利德公司相当于来了一场豪赌。幸运的是，他们赌赢了！2013年，索磷布韦被美国食品药品管理局（FDA）批准上市，商品名"索华迪"（Sovaldi）。2016年，索非亚也因为这一重大贡献获得了有"诺贝尔风向之标"之称的美国拉斯克临床医学奖。

新的抗病毒时代来临

索磷布韦是跨时代治疗丙肝的新药，丙肝治愈率高达90%以上，为众多丙肝患者带来了治愈希望。2017年9月，索磷布韦在中国获得批准上市，用于联合其他药物，共同治疗丙型肝炎病毒感染；2018年5月，丙通沙（一种含有索磷布韦的复方药物）在我国上市。这些新型抗丙肝病毒药物在我国上市，不仅让国内患者告别了以前用干扰素治疗丙肝的痛苦，能简单快捷地治愈丙肝，也标志着中国的丙肝治疗与世界接轨，进入新的时代。在新的医保谈判中，索磷布韦也进入了国家医保范畴，为我国人民治疗丙肝提供了大大的助力。

结语

"丙肝神药"索磷布韦的问世，使得丙型病毒性肝炎不再令人恐怖，也为全球根除丙型肝炎病毒带来了希望。索磷布韦的研究团队用他们的智慧和努力，改变了丙肝患者的世界。正如索磷布韦的发明人索非亚博士所说，"即便付出了不懈的努力，科研之路仍旧充满了挫折与坎坷。不过，一旦你能在相关领域取得不错的成果，那将会令你特别有成就感。届时，你将有机会凭借着自己的能力去影响人们的生活，这是非常难得的。"

合理药物设计的开端
——西咪替丁

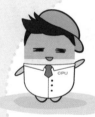

导语

　　在我们听过的一些有关药物发现的故事中，不乏这样的一种情形：科学家针对某个疾病，开展了如同大海捞针般的大量寻找和筛选工作，历经了几百次甚至上千次失败后，终于找到了能够治疗这个疾病的药物。这些故事也鼓励我们，认定了目标后，要坚持不懈，以坚韧不拔的科学精神去解决问题。随着科学技术的进步，人们对于疾病的认识更加深入，科学家们寻找药物的方法更加"理性"：针对疾病发生过程中的一些特定的"关键因素"进行药物发现，甚至是进行药物的设计。抗消化性溃疡药物西咪替丁的发现，就开创了一个全新的时代。

"历史悠久"且高发的消化性溃疡

　　1975年，湖北荆州出土了迄今为止年代最久远、保存最为完好的西汉男性古尸，经鉴定，该男性的死因竟是胃溃疡穿孔，是目前发现的人类历史上最早的消化性溃疡患者。在我国古代医书中也有疑似消化性溃疡的病症记载。《灵枢经》中记录了胃脘痛，"中脘穴属胃，隐隐痛者，胃脘痛也""食则呕，胃脘痛，腹胀善噫""心下急痛"。19世纪中叶以后，消化性溃疡的发病率在世界范围内明显增加，呈暴发流行趋势。据统计，约有10%的人一生中患过消化性溃疡。

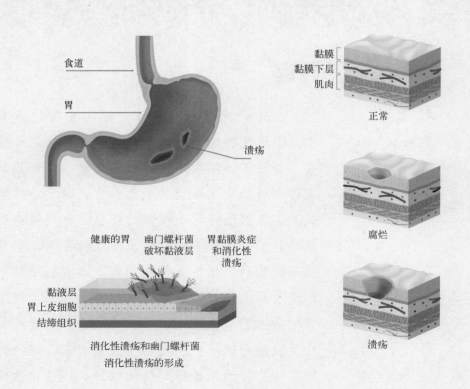

治疗消化性溃疡的关键

众所周知，我们吃进去的食物在胃里进行消化。胃里面有大量的胃酸和胃蛋白酶等消化食物的东西，可以说"腐蚀性"很强。然而，我们的胃却能够在这种情况下保存完好，不受破坏。这是因为我们的胃里面有一层胃黏膜充当了"保护因子"的角色。在正常情况下，胃酸等"攻击因子"被胃黏膜隔开，不会伤到我们的胃壁细胞。但是，如果胃酸分泌过多或者胃黏膜受到破坏，胃酸就会对胃壁细胞产生刺激，表现为胃痛、烧心感，如果任其发展下去，甚至可能造成胃壁"腐蚀"而导致穿孔，对生命造成威胁。

在西咪替丁发明之前，人们只能通过中和分泌过多的胃酸来缓解疼痛，如服用碳酸氢钠、氢氧化铝等弱碱性的药物，或者是通过手术治疗。但是，中和胃酸的缓解方式会刺激身体分泌更多胃酸，并不能从根本上解决问题。减少胃酸的产生才是治疗胃溃疡的关键。

大胆的猜想

在当时，学者们已经注意到一种叫"组胺"的物质对胃酸的分泌具有促进作用。但当时的抗组胺药物都是用来抗过敏的，不会抑制胃酸的分泌。这让抗胃酸药的研发工作停滞不前，药物靶向的线索似乎就要从此中断。

这时，任职于英国帝国化学工业集团的布莱克（James Black）博士刚刚发明了一种叫"心得安"的药物，也就是普萘洛尔。普萘洛尔作用于肾上腺素多种"型号"受体中的一种。据此，他提出了一种设想：体内能被组胺调节的靶标（组胺受体）也有不同的"型号"，现有用于抗过敏药物所作用的组胺受体亚型（H_1受体）与能够刺激胃酸分泌的受体亚型（H_2受体）是不同的，所以能够阻断组胺的抗过敏药才无法发挥抑酸作用。这样就完全能解释得通了。布莱克深受鼓舞，他立即向公司提出研究计划，却未得到认同。公司认为胃溃疡的发病机制过于复杂，大量投入难以见效，因此并不支持布莱克进行这方面的研究。但相比利益所得，布莱克更想证实自己的猜想，所以他选择了辞职，加入了当时名不见经传的史克公司，顶着各方的质疑与压力，开始了叩问真理的征途。

H$_2$受体拮抗剂的研发

以当时的技术条件，还没办法直接在体内观察到组胺受体，所以要证实组胺存在多个受体亚型，就需要找到相应的组胺H$_2$受体阻断剂，而胃酸的分泌则成了观测指标。在这样的情况下，布莱克考虑以组胺的化学结构为基础，设计一种比组胺还更容易和组胺H$_2$受体结合的化合物。但是，这样的化合物不会产生组胺刺激胃酸分泌的作用，只是"占位"，这样组胺就没办法去和组胺H$_2$受体结合了。这种化合物的专业名词叫"拮抗剂"。

1964年初，布莱克的组胺H$_2$受体拮抗剂开发之旅启程了。通过逐步的分子结构和特性分析，布莱克的团队对组胺的化学结构进行了修饰，合成了一系列化合物，并在实验动物身上逐一测试了各化合物对胃酸分泌的拮抗活性。在这个过程中，因为测试方法的问题还耽误了一些时间，后来改进了测试方法，项目继续推进。一晃六年过去了，1970年，团队终于发现了第一个组胺H$_2$受体拮抗剂，他们将它命名为"布立马胺"。这一发现也证明确实存在H$_2$受体，并且通过对它的阻断可以抑制胃酸的分泌。但是，布立马胺口服无效。原来在布立马胺的结构中包含强碱性的部分，这部分到了胃里的强酸性环境中就无法被吸收了。接下来的工作是用一个中性的片段替换了强碱性部分，得到了一个活性比布立马胺强10倍并且口服还有效的化合物"甲硫米特"。

团队紧锣密鼓地开展了甲硫米特的临床试验。然而，由于出现了肾损伤和粒细胞缺乏症，试验被叫停了。此时已经是1971年下半年了，研究工作已经开展了快八年了。史克公司在当时只是一个小公司，面对着数年不出成果的研究，公司高层已经失去信心了，有意要关闭布莱克所在的伦敦实验室。然而八年的努力怎么会轻易放弃？布莱克再三请求，终于说服了公司继续支持自己的研究。

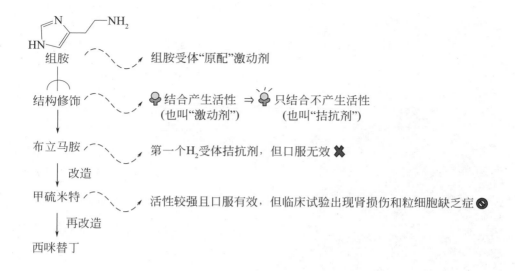

组胺

组胺受体"原配"激动剂

结构修饰 → 结合产生活性 ⇒ 只结合不产生活性
（也叫"激动剂"） （也叫"拮抗剂"）

布立马胺 → 第一个H₂受体拮抗剂，但口服无效 ✖

↓ 改造

甲硫米特 → 活性较强且口服有效，但临床试验出现肾损伤和粒细胞缺乏症 🚫

↓ 再改造

西咪替丁

好在经过仔细的查找后，明确了导致粒细胞减少的"罪魁祸首"是甲硫米特分子结构中一个名为"硫脲"的片段。再经过反复的优化实验，团队终于在1972年找到了可以口服并且安全的H₂受体拮抗剂——西咪替丁。西咪替丁在后续所有试验中都凯歌高奏，终于在1976年以"泰胃美"（Tagamet）的商品名上市。

西咪替丁的走红

借助西咪替丁的成功开发上市，史克公司从位于美国费城的一家籍籍无名的小药企一跃成为世界五大制药企业之一，跻身于世界最大的制药公司之列。西

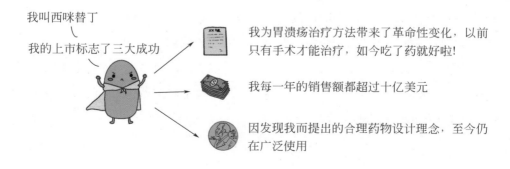

我叫西咪替丁

我的上市标志了三大成功

我为胃溃疡治疗方法带来了革命性变化，以前只有手术才能治疗，如今吃了药就好啦！

我每一年的销售额都超过十亿美元

因发现我而提出的合理药物设计理念，至今仍在广泛使用

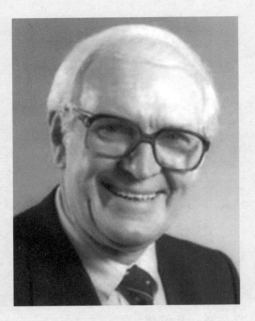

詹姆斯·布莱克（James Black）

咪替丁的上市标志着三大成功：在治疗方案上，改变了传统用抗酸剂和手术治疗胃溃疡的方法；商业上，西咪替丁是第一个每年销售额超过十亿美元的"重磅炸弹"药物；更重要的是学术上的成功，和之前大多数重大的药物发现所共有的偶然性不同，从1964年项目正式开始到1976年成功上市，西咪替丁长达12年的研发过程都是基于合理的药物设计，这告别了以往靠偶然和经验发现药物的时代，为后来的药物研发提供了全新的思路。时至今日，药物研发所采用的"靶标发现—药物分子设计—药物合成—活性评价及毒理测试"等一套流程，都是以西咪替丁的开创性工作为模板。鉴于他在创新药物研究上的革命性突破，詹姆斯·布莱克获得了1988年诺贝尔生理学或医学奖。

"子孙满堂"的"替丁"家族

西咪替丁的上市，给患者带来了福音，也带动了大大小小的制药企业发展。虽然西咪替丁的治愈率已约达85%，但抑酸时间较短，且容易出现药物耐受性，还伴有比较多的不良反应。看到了史克公司的巨大成功，其他公司纷纷针对西咪替丁的不足之处进行改进，毒副作用更小、活性更高的雷尼替丁、法莫替丁和尼扎替丁等"替丁"家族的"子孙"相继上市。这些药物的问世，为广大胃溃疡患者提供了更好的治疗药物。

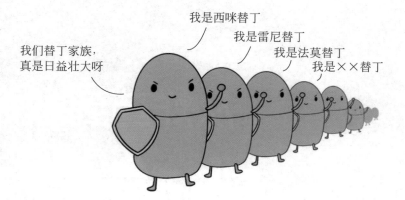

结语

　　大胆的猜想假设，正确的理论指导，团队的通力协作，十二年如一日的坚守，布莱克不仅为人类治疗胃溃疡提供了一类全新的药物，更重要的是，为人类的新药研发翻开了新的篇章。尽管没有一款药物可以称得上是"最好"的，但推陈出新是时代和科技进步的必然结果。"兴药为民"是所有药学人的责任和担当，我们永远在追求"更好"的路上。

从炸药到救命药
——硝酸甘油

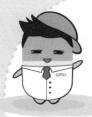

导语

　　一说起"硝酸甘油",大家肯定会想到炸药。事实上,硝酸甘油也是治疗心绞痛最有效、最常用的药物。心绞痛是一种常见的心血管疾病,影响着全世界1亿以上的人群。尽管一个多世纪以来,多种抗心绞痛药物被相继推出,但硝酸甘油在心绞痛和心力衰竭的治疗中仍然发挥着重要作用,是临床上改善患者生存质量的一线药物。既是具有破坏性威力的炸药,又是能用于急救的良药,"分饰两角"的硝酸甘油究竟是如何完成这一华丽转身的呢?

轰轰烈烈的到来

19世纪40年代，欧洲列强凭借强大的航海能力和先进的武器枪炮，到世界各地侵占地盘。当时在欧洲，造船业和化学工业都在蓬勃发展。意大利都灵大学的化学家苏布雷罗（Ascanio Sobrero）是一位天赋极高的化学家，他在1846年成功制备了硝化纤维。硝化纤维是火枪的发射药，它迅速燃烧（不是爆炸）会产生巨大的压力，从而推动枪炮的弹头射出，产生杀伤力。在这之前，枪炮里用的都是我们老祖宗发明的黑火药，燃烧效率慢得多。这个发现让枪炮的杀伤力迅速升级。在制备出硝酸甘油之前，他还自己合成获得了硝化甘露醇，发现它是种易爆物，但爆炸威力很小。

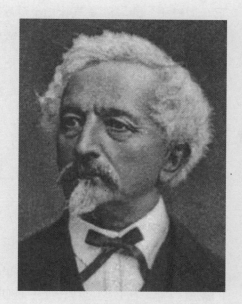

阿斯卡尼奥·苏布雷罗
（Ascanio Sobrero）

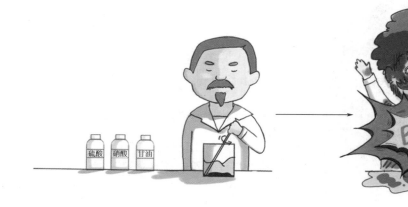

1847年，苏布雷罗经过多次摸索和尝试，按比例将浓硝酸和浓硫酸进行混合，然后把混合溶液逐滴缓慢滴入一大杯甘油中。他边滴边搅拌，在甘油底部发现了一种黏稠油状物质。出于强烈的好奇心，苏布雷罗甚至进行了品尝，发现它味道甘甜，兼具芳香气味和辛辣感觉，将它命名为硝酸甘油（nitroglycerin）。他发现，这种物质比硝化甘露醇更容易爆炸。后来他带着他的作品在公开场合演示其爆炸性，结果就连他自己都来不及躲闪，在脸上留下了一块疤。就这样，硝酸甘油以爆炸的方式出场，轰轰烈烈地向世界宣告了自己的到来。

机缘巧合的相遇

苏布雷罗在领教了硝酸甘油的"火爆脾气"后，就将其束之高阁，敬而远之。当时，和苏布雷罗师出同门的俄国化学家尼古拉·捷宁目睹了硝酸甘油的威力。回国后，捷宁被聘为了日后鼎鼎大名的诺贝尔（Alfred Bernhard Nobel）的家庭教师。在教学过程，捷宁顺便给自己的学生提到了这个威力无穷的物质。后来，诺贝尔父亲的事业失败，家道中落。而从小热衷于研究爆炸物的诺贝尔看到了硝酸甘油作为炸药的潜在市场，毅然决定对它进行改造。1865年，经过了不懈的努力，诺贝尔终于将"脾气火爆"的硝酸甘油给"驯服"了。但这个过程也是极其不易的。在开发过程中，因为工作人员操作失误，诺贝尔的实验室被炸，父亲受了重伤，他也永远地失去了自己年幼的弟弟。

依靠生产炸药，诺贝尔获得了巨额的财富。他用这笔财富建立了诺贝尔基金，每年拿出其中的利息奖励在世界上为和平、物理、化学、生理学或医学、文学做出巨大贡献的人，这就是闻名中外的"诺贝尔奖"的由来。

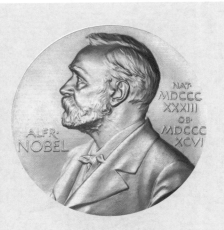

"诺贝尔奖"奖章

诺贝尔改良了硝酸甘油的生产工艺，使其成为人们的开山利器。硝酸甘油为诺贝尔带来了巨大的财富，但造化弄人，心绞痛带来的痛苦让晚年的诺贝尔备受折磨。当医生推荐他用硝酸甘油进行治疗时，他断然拒绝了，觉得这是对自己的讽刺。他在给朋友的信中写道："命运和我开了一个大大的玩笑，我竟然需要吃硝酸甘油！"那么，当时的医生是怎么知道硝酸甘油可以治疗心绞痛的呢？

奇怪的"周一病"

在硝酸甘油作为炸药投入生产后，一家炸药工厂怪象频发。工人们每周末都要离开工厂回家休息，周一返回工厂时，就会感到面部潮红发烫，并伴有严重的头痛。其中一些工人周一到周五在工厂上班时非常健康，一到周末回家心脏病就犯了，甚至接二连三地发生了猝死事件。由于工作环境的特殊性，硝酸甘油被列为头号"凶手"。然而，随后的调查不仅让硝酸甘油洗脱了嫌疑，更让它在医学界备受关注。原来，猝死的这些工人早就患有冠心病，由于工作时吸入了硝酸甘油尘粒，血管得到扩张，稳住了病情。而在家休息发病时，这些工人因为没能及时吸入硝酸甘油而死亡。对于健康工人，吸入硝酸甘油则会引起低血压症状。

实际上，正是硝酸甘油会引起头痛的这个现象让医学界发现了硝酸甘油对心绞痛的疗效。化学家戴维斯（Morris Davis）记录到，自己曾在配置硝酸甘油后尝了一下，结果头痛难忍，回家的路上感觉自己头脑很不清醒，甚至走路都感觉

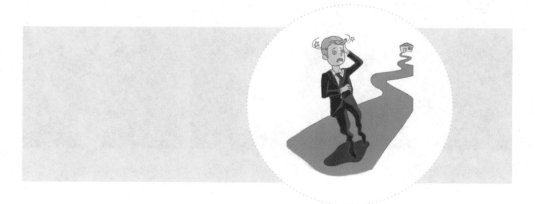

站不稳，"路上的房屋都仿佛变了位置，回家的路途仿佛无比漫长"。现在看来，他的症状应该是低血压反应。直到1878年，英国医生梅瑞尔（William Murrell）开始尝试用稀释后的硝酸甘油治疗心绞痛患者，才发现低剂量的硝酸甘油可以缓解心绞痛，而且疗效稳定。1879年，他在国际权威医学杂志《柳叶刀》上发表论文，阐述了应用硝酸甘油治疗心绞痛的方法。此后，硝酸甘油被热捧，以硝酸甘油为有效成分的药片也开始在市场上出现。

跨世纪的揭秘

硝酸甘油"炸开"的不仅仅是山体河道，更为心绞痛患者打通了心肌供血的生命线。经过科学家们近一个世纪的研究，佛契哥特（Robert F. Furchgott）、穆拉德（Ferid Murad）和伊格纳罗（Louis J. Ignarro）三位科学家揭开了一氧化氮（NO）这个气体小分子的重要生理功能，这个发现解释了硝酸甘油在治疗心绞痛方面的作用机制。1998年，三位科学家分享了当年的诺贝尔生理学或医学奖。

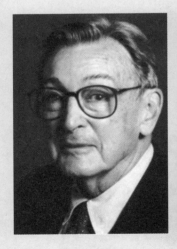
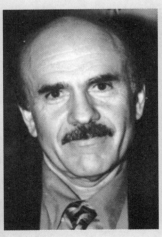
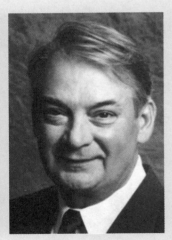

罗伯特·佛契哥特
（Robert F. Furchgott）

路易斯·J. 伊格纳罗
（Louis J. Ignarro）

斐里德·穆拉德
（Ferid Murad）

众所周知，心脏就像一个永不停止工作的"泵"，从我们没出生的时候就已经勤劳地工作了，给我们全身输送带有氧气和养分的血液。然而，作为"劳模"的心脏也需要血液来供应氧气和养分。给心脏供血的血管叫"冠状血管"。当冠状动脉因为种种原因对心脏供血不足时，心脏就"疼"了，这也是心绞痛的表现。怎么缓解呢？可以想象得到，一方面可以增加心脏的供血，另一方面可以试图减少心脏的负荷，让它不要那么费力。硝酸甘油的结构中含有硝基，这个结构到了体内就能释放出一氧化氮。一氧化氮能使得冠状动脉扩张。输送到心脏的血液增加了，心脏的疼痛自然也就缓解了。

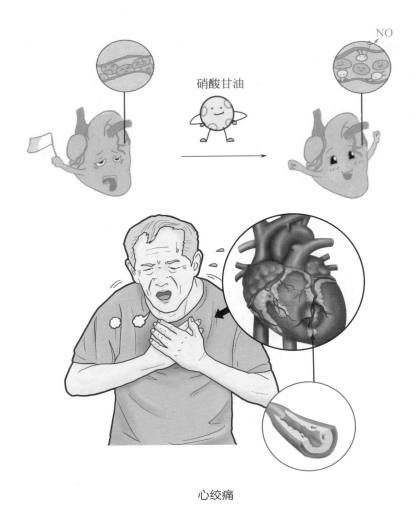

心绞痛

被称为"救命药"的硝酸甘油需要采用正确的服用方式才能"在舌尖下与死神赛跑"。由于硝酸甘油口服很容易被肝脏代谢，因此该药物必须舌下含服。舌下含服的硝酸甘油极易吸收，1～2分钟就可起效，疗效可以持续20～30分钟。服用硝酸甘油时，如果患者站立容易因为脑供血不足而引起晕厥，则不能立位给药；而平卧又会加重心脏负荷。所以，心绞痛患者适宜坐位或半卧位给药。

结语

　　在新药发现的漫漫征途中，药物研究工作者们一边栽种，一边采撷，唯有脚步从未停止向前，因为惊喜总是在下一个转弯时出现。硝酸甘油，一方面作为"炸药"，在开展筑路等建筑工程中起到了重要作用；另一方面作为"救命良药"，在临床应用中挽救了大量心绞痛患者的生命。从"炸药"到"救命良药"，硝酸甘油的角色转变，凝结了几代科学家们对真理的孜孜不倦追求和献身精神。

河盲症终结者
——伊维菌素

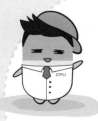

导语

  2015 年 10 月，中国中医科学院研究员屠呦呦获得诺贝尔生理学或医学奖，这是中国科学家第一次获得诺贝尔自然科学领域的奖项。与屠呦呦共同获此殊荣的，是默沙东公司高级研究员威廉·坎贝尔（William Campbell）和日本北里研究所研究员大村智，他们在研发河盲症特效药伊维菌素上作出了艰苦卓绝的努力和卓越突出的贡献。伊维菌素为数千万河盲症患者带来了重拾光明的福音，被誉为自青霉素发现以来治疗人数最多、实用性最强的神奇药物。

被忽视的热带疾病

在水系丰沛、河流萦绕的非洲村落经常看到这样一幅景象：不少面带稚气的孩童用绳索或棍棒引导失明的成年人蹒跚前行。

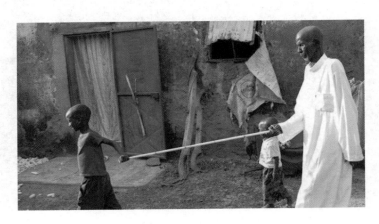

河盲症患者由孩童引导前行

盘尾丝虫病对于大多数人来说是极为陌生的。这种鲜为人知的疾病被世界卫生组织列入了"被忽视热带病"（neglected tropical diseases，NTD）名单。盘尾丝虫病，又称河盲症，是世界上仅次于沙眼，导致永久性失明的第二大原因，盛行于非洲、拉丁美洲及也门地区。20世纪70年代，在上述地区临河而居的人，约有三分之一会在十八岁前失明。在干旱的非洲大陆，水是生命之源，是滋润土壤、兴农致富的重要依靠，但同时也蛰伏着巨大的危险。湍急的水流为蚋（黑蝇）幼虫的发育提供了充足的氧气，成为滋养嗜血黑蝇的温床。成年黑蝇一旦叮咬上人或动物就绝不松口。如若你走在黑蝇聚集的地区，大批蜂拥而至的黑蝇甚至会堵住你的口鼻，让人窒息而死。

更恐怖的是，通过叮咬，黑蝇会将寄生虫盘尾丝虫（*Onchocerca volvulus*）传到人体内。细长的盘尾丝虫进入人体后，能存活十余年，每天产生约 1 万只幼虫——微丝蚴。微丝蚴在人体皮下组织自由移动，引发剧烈的炎症反应。盘尾丝虫感染者会出现皮肤瘙痒、溃烂等症状。一旦微丝蚴侵蚀到眼睛，患者的眼睛还会发炎流脓，瞳孔逐渐变白，最终导致永久性失明。

河盲症患者每天忍受着疾病的折磨，有的患者用树枝、石头不断抓挠自己以缓解瘙痒，有的选择一死了之，以期逃避病魔的纠缠。有的则意识到了河流可能带来的灾难，背井离乡。可是离开富饶的河畔，对于这些以农业为生的人来说，又无异于经济上的重创，内陆贫瘠干旱的土地根本无法带来充足的食粮。生活似乎就这样走进了一个死胡同。

高尔夫球场的神奇土壤

20世纪70年代，河盲症引起了国际社会的广泛关注。1974年，世界卫生组织（WHO）与世界银行（World Bank）联合发起盘尾丝虫病控制计划（Onchocerciasis Control Programme，OCP）。起初，他们采取了用直升机喷洒剧毒杀虫剂双对氯苯基三氯乙烷（DDT）的方式消除黑蝇。这种方式虽然在短时间内奏效，但成本高昂，剧毒的DDT甚至还会通过食物链对人类造成富集伤害，更重要的是，黑蝇也很快有了抗药的迹象。于是，世界卫生组织开始向全球各大制药公司寻求帮助。显而易见，此举商业利润微薄、市场前景暗淡，并没有制药公司感兴趣。

然而，历史往往就是这样充满了戏剧性和偶然性。1973年，为筹集更多的科研经费，赴美讲学的日本北里研究所微生物学家大村智，在回国前与默克制药公司签订了产学合作协议。按照协议，大村智负责筛选可作为药物的物质，将其中具有生物活性的样本送至默克公司，由默克公司负责动物实验等后期工作。

我们所熟知的很多抗生素，如青霉素、链霉素等，都是来自自然的产物。大村智坚信，天然微生物是药物研发取之不尽、用之不竭的宝库。回国后，大村智担任了北里研究所所长。他要求研究所的每个人在上下班途中和出差时都要带回一匙土。1974年，酷爱高尔夫球运动的他，随手从日本静冈县伊东市川奈（Kawana）的一个高尔夫球场采集到了一份特殊的土壤样本。这份土壤样本就是后来改变了数亿人生活的编号为"OS3153"的土壤样品。

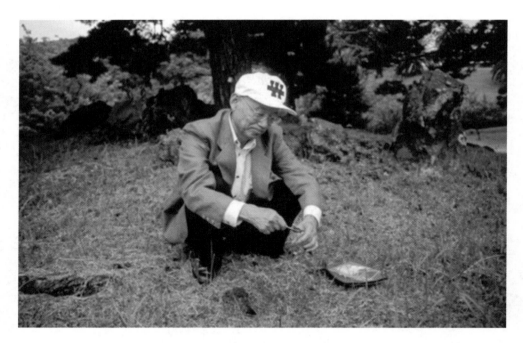

大村智博士采集土壤样本

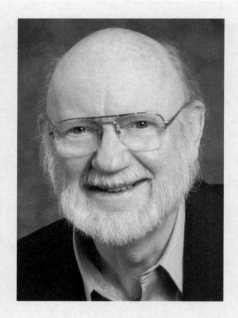

威廉·坎贝尔
（William Campbell）

大村智将他筛选出的50多个有活性潜力的土壤样本，一并送到了默克公司实验室。在新泽西的默克实验室，寄生虫学专家威廉·坎贝尔和他的同事在逐一测试4万多份世界各地研究所送来的样本时发现，这一份土壤样本的提取物在杀死寄生虫方面有奇效。

欣喜之余，他们从这份样本中分离出了阿维菌素（avermectin）。经过适当的化学修饰后，阿维菌素的生物活性和安全性有了极大的提高，阿维菌素的衍生物伊维菌素（ivermectin）诞生了。后续一系列实验表明，伊维菌素简直堪称寄生虫的克星，每千克体重只需区区1微克的超低口服剂量，就可对犬恶丝虫（一种生长在狗心脏内的寄生虫）有杀灭作用。该药物的应用面也相当广泛，能有效杀死各类寄生虫，在杀死马、牛、狗、羊、猪等各类动物体内的寄生虫方面均有极好的表现，且对动物的毒性较低。

1981年，伊维菌素作为家畜和宠物的抗寄生虫药发售了。当时，欧美畜牧业和宠物业每年因寄生虫病需遭受40亿美元的损失。兽用伊维菌素上市之后，很快成为家畜和宠物抗寄生虫病的理想用药，年销售额近十亿美元。

重获光明，重获新生

1978年，据世界卫生组织估算，全球有超过30万人因盘尾丝虫病失明，另有1800万人感染了盘尾丝虫。但当时，并没有任何安全有效的治疗方案。面对这样一种寄生虫病，人类束手无策。

20世纪80年代初，转机出现了。这一天，威廉·坎贝尔和穆罕默德·阿齐兹（Mohammed Aziz）一齐走进了时任默克公司CEO罗伊·瓦杰洛斯（Roy Vagelos）的办公室。他们向瓦杰洛斯表达了希望能获得更多的经费，以研究伊维菌素在河盲症上的疗效。坎贝尔的早期研究成果显示，伊维菌素可以有效消除马体内一种类微丝蚴的寄生虫。

他们的提议很快得到了瓦杰洛斯的首肯。在瓦杰洛斯的推动下，默克公司启动了对伊维菌素治疗河盲症的临床试验，并获得了良好的实验数据。1987年，该药以Mectizan®的名称在法国获得了审批认可。

虽然伊维菌素是治疗河盲症等寄生虫病的有效药物，但最需要它的人群都在非洲和拉丁美洲。若是定价出售伊维菌素，这些身处世界上最贫困地区的患者根本无力购买，最需要他的人可能永远也无法得到药物的救治；若是决定捐赠，对于默克公司而言又是一笔不菲的开支，公司的利润会蒙受一定损失。一番深思熟虑之后，瓦杰洛斯博士作出了一个大胆的决定——只要患者有需求，无论需要多少，无论需要多久，默沙东公司都会免费提供这款新药。

结语

　　三十多年过去了，通过默克公司、世界卫生组织、世界银行等多方不懈的努力，非洲、拉丁美洲等地区49个国家接受了逾40亿次的伊维菌素捐赠。在伊维菌素捐赠项目的影响下，哥伦比亚、厄瓜多尔、危地马拉相继宣布河盲症已在该国彻底根除。伊维菌素的诞生，让盘尾丝虫这一曾在过去百余年间肆意妄为的"眼球杀手"，将会在未来彻底消失，这是在牛痘灭绝天花之后，人类医药史上又一里程碑式的成就。

天然的血糖调节者
——胰岛素

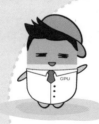

导语

  胰岛素的发现堪称医学史上里程碑式的发现之一。在1921年胰岛素被发现之前，确诊1型糖尿病基本意味着被宣判死刑。然而，随着胰岛素的发现和应用，糖尿病患者晦暗无光的生活迎来了一线生机，这也标志着糖尿病管理时代的开端。

胰岛素

散发甜味的尿液

早在公元前1500年左右，古埃及医生就在纸莎草上记载了一种会导致尿量增加、口渴频频、体重骤降的病症。根据当时的营养观念，古埃及医生建议以全麦饮食来应对这种病症。

大约在同一时期，古印度医生发现糖尿病患者的尿液会吸引蚂蚁——这就是第一个和糖尿病有关的临床试验。医生会倒出患者的尿液，看看尿液是否会吸引蚂蚁。如果会，诊断结果则为"madhumeha"，意即"蜂蜜尿"。madhumeha 患者的典型症状有极度口渴、口臭、排尿过多等。

而"糖尿病（diabetes）"这个词，最早是在公元前250年由古希腊医生孟菲斯提出的，意指糖尿病患者会消耗大量的水，产生大量的尿液。古希腊人认为糖尿病是肾脏疾病。在当时，糖尿病还是相当罕见的。

到公元5世纪，印度医生已经确定糖尿病至少有两种类型——一种多发于青少年人群，另一种多发于成年人群。

百折不挠的班廷

尽管糖尿病早就为人所熟知，但直到20世纪初，被诊断出糖尿病还是和得了绝症一样。在当时，患有这种疾病的儿童预后非常差——大多数患儿在诊断后一年内就过世了；而在成年人群体中，只有不到20%的糖尿病患者能存活10年以上。千百年来，寻找治疗糖尿病的潜在良药一直困扰着全世界的科学家们。

1890年，德国科学家冯·梅林（Joseph Freiherr von Mering）和奥斯卡·明科夫斯基（Oscar Minkowski）发现，被切除胰腺的狗会表现出人类糖尿病患者的很多症状，由此确立了胰腺在糖尿病中扮演的关键作用。他们提出假设：胰腺中可能含有某种可以降低血糖水平的物质；而糖尿病的诱因，与这种物质的缺乏息息相关。

1920年10月30日晚，穷困潦倒的西安大略大学兼职教师弗雷德里克·班廷（Frederick Banting）正在准备关于糖尿病与糖代谢的授课内容。读罢美国病理学家巴伦（Moses Barron）发表在《外科、妇产科》（Surgery, Gynecology and Obstetrics）期刊上关于胰岛和糖尿病的论文后，他彻夜难寐。凌晨两点的钟声敲响，班廷从睡梦中惊醒，他突发奇想：从胰岛里面提取活性物质或许可以改善糖尿病患者的病情。他匆匆在自己的笔记本上写下了一段文字"糖尿病、结扎狗的胰管、让胰腺泡细胞退化、尝试分离内分泌液、排泄糖尿"。

　　根据那天夜里的突发奇想，班廷考虑将从胰岛细胞中提取纯化的提取物用于糖尿病的治疗。由于没有实验室设备及相关科研经验，班廷找到了当时国际知名的糖尿病专家、多伦多大学生理学教授麦克劳德（J. J. R. Macleod）寻求帮助。起初，麦克劳德教授认为这个年轻人的想法不可行，因为在过去30年里，至少有400多次分离胰脏细胞中活性激素的尝试都失败了。但在班廷的软磨硬缠下，麦克劳德终于同意尝试下班廷的想法，准备在自己度假期间将实验室借给班廷使用，并且还给他配备了

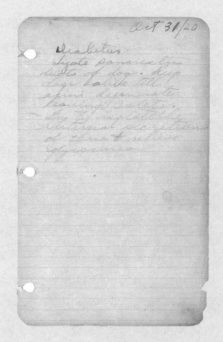

班廷笔记

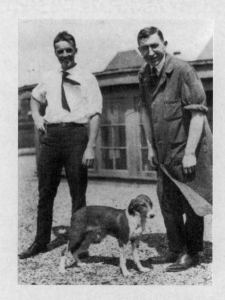

弗雷德里克·班廷（Frederick Banting）
和查尔斯·贝斯特（Charles Best）

一名助手——二十岁出头的多伦多大学生理学与生物化学专业学生查尔斯·贝斯特（Charles Best），前提条件是班廷必须将他全部的精力都投入这个毫无收益的项目上。这就意味着本来就在贫困线上挣扎的班廷必须暂时关闭自己赖以生存、维持生计的诊所。在经历了4个月的思想斗争后，班廷迈出了勇敢的一步，毅然接受了麦克劳德教授提出的条件。

1921年5月17日，班廷和贝斯特在麦克劳德教授装备精良的实验室开始了他们的科研工作。1号，2号，3号狗……他们很快耗尽了麦克劳德教授给予的10只实验狗，却毫无进展。班廷并没有就此退缩。他甚至卖掉了自己的汽车，全身心地投入实验中去。直至8月，经过多次失败和尝试，当实验到第92号狗时，令人欣喜的现象出现了。该实验狗的胰腺在几天前被切除，在注射胰腺组织提取液一小时后，狗的行为举止发生了明显的变化，它能够抬头，站立，甚至摇尾巴，血糖下降到正常水平。由于胰岛细胞的提取物是导致这种逆转的原因，班廷将这种物质命名为"胰岛素"（isletin）。

让梦想照进现实的牛胰岛素

麦克劳德休假回来后，惊诧地发现班廷的科研很有起色，于是积极动员其他人一起加入这项工作里来。特别是经验丰富的生化学家詹姆斯·考利普（James Collip）也加入团队中来，负责了纯化胰腺提取液的工作，大大提高了实验的成功率。

然而，成功的喜悦却是短暂的，因为血糖水平只是暂时有所下降。班廷意识到自己需要寻找能获得更高纯度胰岛素的渠道。他很快注意到一篇论文，该论文明确指出新生动物的胰腺中具有比成人胰腺更高比例的胰岛细胞。班廷从小就熟悉农场生活，他深知农民会丢弃奶牛的胚胎。1922年，班廷、麦克劳德、贝斯特与考利普一起，从牛的胰腺中得到一种类似的提取物。而更令人振奋的是，牛胰岛素和狗胰岛素一样有效。

他们首次使用胰岛素成功夺回了原本在病床等待死神来临的14岁儿童雷纳

德·汤普森的生命，汤普森后来依赖胰岛素活到了35岁。胰岛素被发现的消息，很快轰动了全世界，全世界的糖尿病患者蜂拥而至，争相来到加拿大这一糖尿病患者心中的圣地。后来，班廷和他的团队申请了胰岛素的专利，并以1美元转让给母校加拿大多伦多大学。这种提取物（也就是现在为人熟知的胰岛素）的生产和制造最终被交付给一家制药公司。因为胰岛素的发现，班廷和麦克劳德获得了1923年的诺贝尔生理学或医学奖。

中国智慧——人工合成结晶牛胰岛素

随着糖尿病患者人数的增加，仅仅依靠从动物胰脏中提取的胰岛素已远远不能满足需要，制造可以量产的人工合成胰岛素迫在眉睫。1955年，化学家弗雷德里克·桑格（Sir Frederick Sanger）爵士确定了胰岛素中氨基酸的序列。人胰岛素的化学结构由51个氨基酸组成，分成两条肽链：A链含21个氨基酸，B

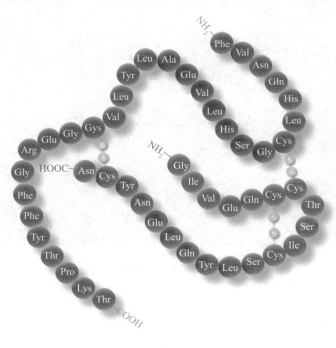

链含30个氨基酸。两条肽链通过两个二硫键连接在一起。同时，在A链内部还存在一个二硫键。二硫键的存在，使得胰岛素具有特定的空间结构。这就意味着即使合成了具有同样氨基酸序列的肽链，如果无法将其形成特定的空间结构，仍然产生不了生物活性。《自然》期刊曾断言："合成胰岛素是一件遥不可及的事。"

1958年，中国科学院生物化学研究所迎难而上，确立了人工合成胰岛素的课题。在当时，一切都是从零开始。除了谷氨酸钠（味精）之外，我国没有制造过任何氨基酸；国内也极为缺乏生物化学方面的人才；胰岛素所含有的17种氨基酸都需要进口。完成这项科研任务堪比"天方夜谭"。

研究组先后采取了"五路进军，智取胰岛"、百余人参与的"大兵团作战"方案，但均收效甚微。在吸取失败的惨痛教训后，来自中国科学院上海生物化学研究所、中国科学院上海有机化学研究所和北京大学化学系三个单位的科研人员

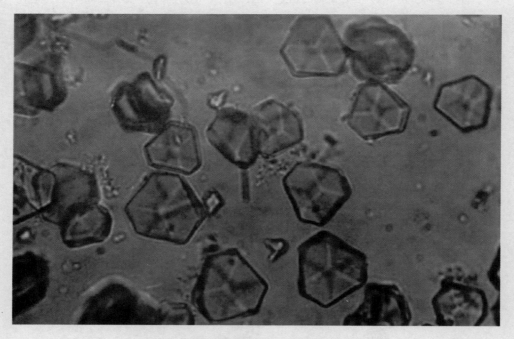

人工合成结晶牛胰岛素 ❶

---

❶ 熊卫民. 人工全合成结晶牛胰岛素的历程 [J]. 生命科学，2015，27（6）：702.

通力配合、协同作战，由三十余人组成精干队伍，于20世纪60年代重启结晶牛胰岛素的合成工作。A链合成由中国科学院上海有机化学研究所牵头，北京大学参与，汪猷负责；B链由中国科学院上海生物化学研究所牵头，钮经义任组长，龚岳亭负责具体事项；拆、合工作由杜雨苍负责。

据胰岛素研发参与者回忆，胰岛素研发工作非常严谨，对每一步的产物都要进行纯化、鉴定，因为在合成胰岛素近200步的反应中，任何一步产物不纯，都会影响最终结果。1965年9月17日，经过对关键数据的多次反复核对以及六年多艰苦卓绝的努力，中国科学家终于实现了结晶牛胰岛素的全合成，这也标志着人类开启了人工合成蛋白质的新纪元。

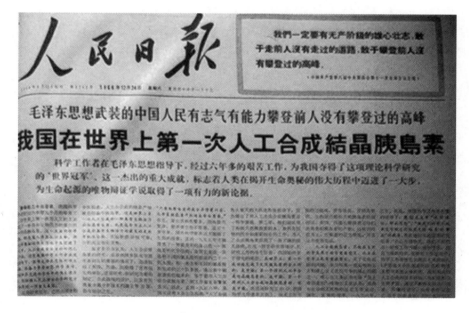

1966年《人民日报》头版刊登相关报道

1966年4月，研究组成员在波兰首都华沙召开的欧洲生化学会联合会联合会议第三次会议上，介绍了中国人工合成结晶牛胰岛素的成果，这引起了国际科学界的轰动，包括美、英、法、意在内的多国科学家纷纷表达了祝贺。尽管由于种种原因，该研究成果与诺贝尔奖失之交臂，但是这项工作仍获得多项重量级奖项。1982年，该研究荣获国家自然科学奖一等奖。

结语

　　时至今日，胰岛素的发现已有百年，糖尿病却仍是危害人类健康的疾病之一。据世界卫生组织统计的最新数据，2019年，全球有150万人死于糖尿病。截至2014年，全世界已有超过4亿人患上糖尿病，在未来20年内，这个数字预计还会增加50%。

　　胰岛素的发现和运用只是将1型糖尿病从不治之症变成了可控的慢性病。天然胰岛素口服是无效的，只能通过注射使用，使用不方便，并且胰岛素在人体内的代谢速度很快，4～6分钟左右就消除一半。胰岛素在进入血液循环1小时左右之后，就会被完全降解。摄入过多的胰岛素还会引起低血糖，这有可能危及生命。在长达百年的探索中，医药界一直在不断研究让胰岛素使用起来更方便的办法，最好是可以通过口服给药。来自诺和诺德公司的最新研究发现，通过对胰岛素分子有步骤地进行细致而系统的改造而产生的Icodec胰岛素，具有长达一周的半衰期，虽然仍然需要注射给药，但每周用药一次即可。

　　目前，"周注射胰岛素"已经实现，"月注射胰岛素"及"口服胰岛素"会在下个十年实现吗？

阻断乙型肝炎的防护网
——乙肝疫苗

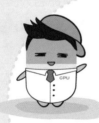

导语

　　乙型病毒性肝炎，简称"乙肝"，是乙肝病毒（HBV）感染所引起的一种肝脏疾病。少数病例病程迁延转为慢性，或发展为肝硬化甚至肝癌。乙肝疫苗是预防乙肝的有效武器，随着它的诞生和推广使用，乙型肝炎的发病率得到了很好的控制。由于能减少肝癌的发病率，乙肝疫苗也被认为是第一个癌症疫苗。

乙肝真面目的揭露

在乙肝病毒没有被发现之前，人们总被肝炎的黄疸症状误导，认为这是胆管的一种炎症。直到1939年肝穿刺活检技术推广后，人们才发现这种疾病其实是肝炎。

20世纪40年代，医学家们发现血液是传播乙型肝炎的途径之一。之后，全球科学家们就在不断寻找可能导致乙肝的病原微生物，却未果而终。

20世纪60年代初，乙型肝炎病毒在一次偶然中被揭开了神秘面纱。受达尔文思想的影响，美国科学家布隆伯格（Baruch Samuel Blumberg）热衷于研究遗传多样性，即遗传是否会影响不同人群患同一种疾病的概率。布隆伯格博士和他的团队周游世界，收集了来自世界各地偏远地区的土著人群的血液样本。在分析这些世界各地采集的血样时，他们偶然发现，一位纽约血友病患者的血清可与一位澳大利亚土著居民血清中的抗原发生反应。布隆伯格将其命名为澳大利亚抗原（简称"澳抗"，后改称HBsAg，即乙型肝炎表面抗原）。

经过大量的实验研究及数据分析，布隆伯格和他的同事们发现，澳大利亚抗原与急性病毒性肝炎密切相关。但由于布隆伯格是一名生物化学家，并不是病毒学家，当他最初想发表澳大利亚抗原的相关研究时，四处碰壁。《内科学年鉴》甚至拒绝了他的论文。1967年，布隆伯格和他的团队关于澳抗与乙型肝炎的论文终于问世。几乎与此同时，1968年纽约输血中心的病毒学家普林斯（Alfred Prince）发现，如果将含有澳大利亚抗原的乙肝患者血液输给他

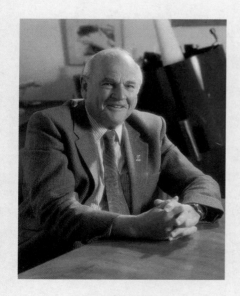

布隆伯格
（Baruch Samuel Blumberg）

人，原本澳抗阴性的受血者血液中可以检出澳抗阳性，这也从侧面证实了布隆伯格的猜想。

乙肝病毒表面抗原的发现使得乙肝疫苗的研制有路可循。布隆伯格随即着手研发乙肝疫苗。1969年，布隆伯格和他的同事米尔曼通过分离乙型肝炎患者表面抗原的方式制备了乙肝疫苗。但他们的努力再一次遭遇冷板凳，大多数制药公司认为这样的疫苗不可能盈利，甚至还有一些人仍不相信澳抗和乙肝有关。1976年，布隆伯格和米尔曼与默克公司签署了生产疫苗的协议。布隆伯格因乙肝病毒表面抗原的发现获得了1976年诺贝尔生理学或医学奖。

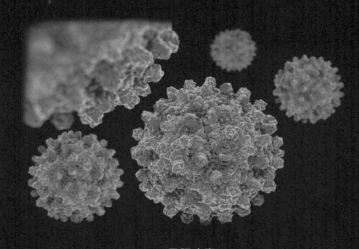

乙肝病毒

违背伦理的疯狂尝试

1955—1970年，纽约大学医学院儿科系主任索尔·克鲁曼（Saul Krugman）应校方邀请来到史坦顿岛的威洛布鲁克州立学校调查学校各类传染病蔓延的原因。该学校是一所为严重智力障碍儿童和成人提供服务的机构。这里6000多人挤在脏乱狭小的空间里，疾病猖獗。为保障孩子在学校里的学籍，绝望的父母走投无路，只好签署了参与"疫苗研究"的同意书。尽管这项研究存在不少潜在问题，纽约大学医学院、纽约州精神卫生部和纽约州公共卫生部等机构都同意了克鲁曼的实验方案。

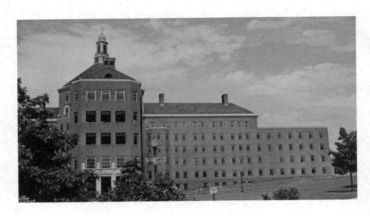

威洛布鲁克州立学校

克鲁曼先将一位乙肝患者的血清注射到该校的25名智力障碍儿童体内，结果其中24名儿童都感染上了肝炎。克鲁曼由此推断，乙肝患者的血清具有高度感染性。在减毒疫苗的影响下，克鲁曼将其他参与实验的智力障碍儿童分为两组，然后将按照1：10比例稀释并加热过的澳大利亚抗原阳性血清注射到儿童体内。一组儿童注射两剂，另一组注射一剂，最后再向这些儿童体内注射肝炎患者的血清。最后，注射两剂的儿童没有一人感染上肝炎，而注射一剂的孩子中只有一半没有被感染。该研究表明，澳大利亚抗原可被用于疫苗的制备。

但是，用孩童来做活体试验是惨无人道又不负责任的，克鲁曼受到了多方的道德谴责以及受害孩子家长的强烈抗议，1995年10月26日，饱受争议的克鲁曼因脑血栓去世。

乙肝疫苗的问世

然而，克鲁曼的实验也只证明了澳大利亚抗原的抗体对乙肝病毒感染有免疫力，并未研发出真正意义上的乙肝疫苗。研究乙肝疫苗的接力棒就此落在了疫苗巨人默克药厂的希勒曼（Maurice Hilleman）的肩上。

希勒曼的一生极具传奇色彩，被誉为"现代疫苗之父"。他牵头研发了逾40种疫苗，包括麻疹疫苗、腮腺炎疫苗、甲型肝炎疫苗、乙型肝炎疫苗、脑膜炎疫苗、肺炎疫苗、流感嗜血杆菌疫苗和风疹疫苗等。这些疫苗根除了多个常见儿童疾病，挽救了亿万人的生命。比尔·盖茨评价道："希勒曼挽救的生命可能比20世纪的任何一位科学家都要多。"

20世纪70年代末，希勒曼着手研发乙肝疫苗，他先收集乙肝高危人群——同性恋和吸毒者的血液，并试图从中提取出澳大利亚抗原。很显然，这件事极具风险，因为这些人群的血液中不仅含有澳大利亚抗原，可能还有大量的活乙肝病毒，甚至是艾滋病病毒。

可希勒曼毫不畏惧，继续潜心钻研。几年后，他得到了纯度较高的乙肝病毒抗原。但该疫苗是第一个用人血制备出来的疫苗，再加上20世纪80年代艾滋病横行，谁愿意以自己的生命为代价去冒险呢？美国食品药品管理局（FDA）也对其安全性存在顾虑，并没有立刻批准其进行临床试验。

为证明疫苗的有效性和安全性，希勒曼没有打退堂鼓，而是亲自上阵，在世人瞩目下注射了乙肝疫苗。他还带动自己的家人和同事自愿投入临床试验中。实验数据表明，他研制的乙肝疫苗防疫效果高达75%。这下，他终于得到了美国FDA的认可，获得了进行临床试验的批准。1981年，备受争议与磨难的血源性乙肝疫苗终于获得美国FDA的上市批准。这是人类历史上第一支商业化乙肝疫苗，标志着人类对抗乙肝的一次革命性突破。

1983年，希勒曼和克鲁曼因乙肝疫苗的成功研制而获得拉斯克奖。

1986年，随着基因重组技术登上历史舞台，希勒曼团队与时俱进，又研发出了新一代重组酵母乙肝疫苗。重组酵母乙肝疫苗以其较好的安全性和可推广性，得到了全世界的认可，并被沿用至今。

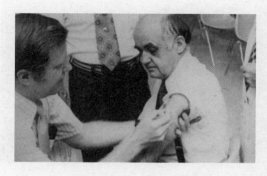

希勒曼接种第一代乙肝疫苗

心怀大爱，以身试苗

　　二十世纪七八十年代，中国还没有大规模地推广乙肝疫苗接种。1973年，北京大学人民医院陶其敏教授排除万难，开始乙肝研究。她争分夺秒，仅用3个月时间就建立了新中国第一个检测乙肝表面抗原和抗体的方法。有了检测方式，乙肝病毒再也无处遁形。下一步，则是从源头上打响"乙肝病毒"的阻击战。1975年，陶其敏教授和她的团队在北京大学人民医院老院区一处仅有6平方米的半地下室隔间里，研发出了中国第一支乙肝疫苗。1975年7月1日，我国第一支乙肝疫苗"7571"诞生了！

　　疫苗研发成功后，紧接着就面临着做动物实验、测评安全性的窘境。除人类外，大猩猩是唯一可以感染乙肝的动物，但我国当时还没有大猩猩，如果自己培育不切实际，进口则费用高昂。就这样，辛辛苦苦研制出的乙肝疫苗在冰箱里冷藏了近两个月。

　　1975年8月29日下午，为证实疫苗的有效性和安全性，陶教授悄悄地避开了自己的同事，把自己当作试验对象，让护士在自己身上注射了乙肝疫苗。打完疫苗回到家，陶其敏对两个孩子说："妈妈今天打了我们研究所的肝炎疫苗试验针，可能会得肝炎，为了不传染给你们，你们暂时离妈妈远一些，注意观察妈妈的情况……"

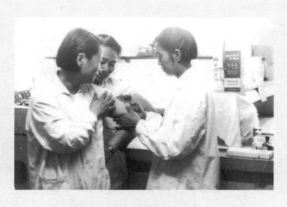

陶其敏教授注射我国第1支乙肝疫苗

　　三个月后，陶其敏的健康状况依然没有异常。这表明，研发出的疫苗安全性没有问题，所有人悬着的心终于放下了。

　　1980年，在第一届乙肝国际会议上，陶其敏被特邀出席并作主题发言。世界著名病毒专家、美国美尔尼克教授评价道："中国是开展这项工作较早的国家之一，是世界上第三个成功研制乙型肝炎疫苗并用于人群的国家。虽然工作条件比较差，但他们的成果值得赞赏！"

乙肝疫苗为国人健康保驾护航

1992年全国乙型肝炎血清流行病学调查结果显示，当时在我国1 ~ 29岁人群中，乙肝病毒携带率一度达到10.13%，这意味着当时每10个年轻人中就有一个是乙肝病毒携带者。这个数据令人触目惊心。

1993年，我国的乙肝疫苗生产线正式建成。乙肝生产线落成以及乙肝疫苗被纳入国家计划免疫管理后，情况发生了翻天覆地的变化。与1992年相比，2014年，1 ~ 4岁和5 ~ 14岁儿童的乙型肝炎表面抗原阳性率分别下降了96.7%和91.2%。2020年，国务院新闻办公室举行的"十三五"卫生健康改革的发展情况发布会上提到，我国5岁以下儿童乙型肝炎病毒的感染率已经降至1%以下。

结语

乙型肝炎是威胁人类健康的"杀手"之一。乙肝疫苗的诞生和推广使用，为人类筑起了一道坚实的"防护网"。然而，对于已经感染了乙型肝炎病毒（HBV）的患者，目前仍没有可以治愈的药物，只能是最大限度地抑制乙型肝炎病毒复制，控制住疾病的发展。现在已经有大批医药公司、高等院校等研究机构加入乙肝药物的研发行列中，也有一些药物被开发出来。我们有信心，在不远的将来，会有有效的抗乙肝病毒药物被开发出来，去对抗乙肝并治愈乙肝！

参考资料

[1] Rainsford，Kim D. Ibuprofen：Discovery，Development and Therapeutics[M]. John Wiley & Sons，2015.

[2] Clifford J. Bailey. Metformin：Historical Overview[J]. Diabetologia，2017（60），1566-76.

[3] 付炎，王于方，吴一兵，等. 天然药物化学史话：二甲双胍60年——山羊豆开启的经典降糖药物[J]. 中草药，2017，48（22）：4591-4600.

[4] 梁友柏. 新药研发的故事[M]. 上海：上海三联书店，2014.

[5] 郭宗儒. 药物创制范例简析[M]. 北京：中国协和医科大学出版社，2018.

[6] Jie Jack Li. "重磅炸弹"药物——医药工业兴衰录[M]. 上海：华东理工大学出版社，2016.

[7] Jie Jack Li. 药物考——发明之道[M]. 上海：华东理工大学出版社，2007.

[8] 杨正时，房海. 巴斯德开启预防医学的大门——纪念路易斯·巴斯德发明狂犬病疫苗130周年[J]. 河北科技师范学院学报，2015，29（04）：1-8.

[9] 郝清华. 第一个接种狂犬疫苗的人[J]. 中华医史杂志，2000（04）：26.

[10] Kelly C L. Mulder，Flavia Mulinari，Octavio L. Franco，et al. Lovastatin production：From molecular basis to industrial process optimization. [J]. Biotechnology Advances，2015，33（6）：648-665.

[11] Jonathan A. Tobert. Lovastatin and beyond：the history of the HMG-CoA reductase inhibitors.[J/OL]. Nature Reviews Drug Discovery，2003，2（7）：517-526.

[12] Power R A，Steinberg S，Bjornsdottir G，et al. Polygenic risk scores for schizophrenia and bipolar disorder predict creativity[J/OL]. Nature Neuroscience，2015，18（7）：953-955.

[13] 刘学礼. 叩开现代免疫学大门——琴纳牛痘接种术的发明[J]. 生物学通报，2002（11）：59-60.

[14] 傅杰青. 消灭天花——全人类联合行动的创举[J]. 自然辩证法通讯，1981（04）：56-62.

[15] 盛祖宏. 琴纳是怎样发明种牛痘的[J]. 人民教育，1980（04）：61-62.

[16] 王海莉，吴俊，王斌等. 免疫接种与天花疫苗的发现者：爱德华·詹纳[J]. 中华疾病控制杂志，2020，24（07）：865-868.

[17] American Chemical Society. Discovery of Ivermectin [EB/OL]https://www.acs.org/content/dam/acsorg/ education/whatischemistry/landmarks/discovery-of-ivermectin-mectizan.pdf，2016

[18] Siang Yong Tan，Jason Merchant. Frederick Banting（1891-1941）：Discoverer of insulin[J/OL]. Singapore Medical Journal，2017; 58（1）：2-3.

[19] 徐杰诚. 关于"结晶牛胰岛素合成"研究工作的几点体会[J]. 生命科学，2015，27（06）：790-792.